사람을 멈추는 건

                                  나이가 아니라
                                  관절이다

사람을 멈추는 건 나이가 아니라 관절이다
신체 기능을 결정짓는 관절 역학의 원리와 적용

초판 1쇄 발행 2025년 9월 5일

지은이 안우찬
펴낸곳 드림위드에스
출판등록 제2021-000017호

교정 김정은
편집 김정은
검수 김정은
마케팅 위드에스마케팅

주소 서울특별시 강남구 학동로 165, 2층 (신사동)
이메일 dreamwithessmarketing@gmail.com
홈페이지 www.bookpublishingwithess.com

ISBN 979-11-92338-94-1(03510)
값 18,000원

- 이 책의 판권은 지은이에게 있습니다.
- 이 책 내용의 전부 또는 일부를 재사용하려면 반드시 지은이의 서면 동의를 받아야 합니다.
- 잘못된 책은 구입하신 곳에서 바꾸어 드립니다.

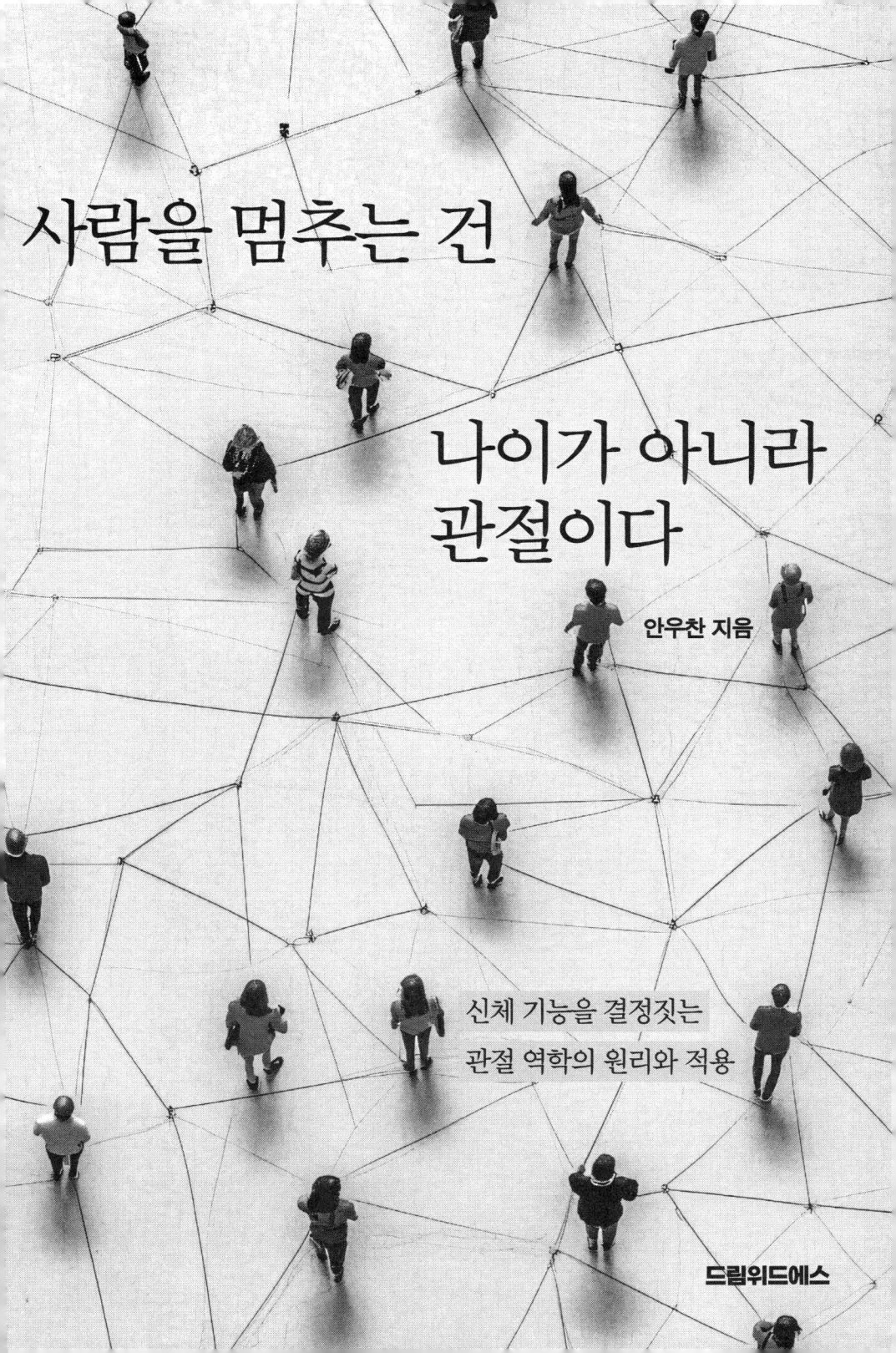

사람을 멈추는 건 나이가 아니라 관절이다

안우찬 지음

신체 기능을 결정짓는
관절 역학의 원리와 적용

드림위드에스

관절 모델

관절 모델은 복잡하고 답답한 해부학적 지식이 아니라
살아 있는 근골격계에 대한 이해를 제공하며,
관절의 역학적인 논리는 인간관계 역학을 설명하는 경험을 제공한다.
발달한 과학과 의학에도 불구하고 아픔이 해결되지 않을 때
신진대사가 작동하는 역학적인 원리로
새로운 접근 방법을 제공한다.

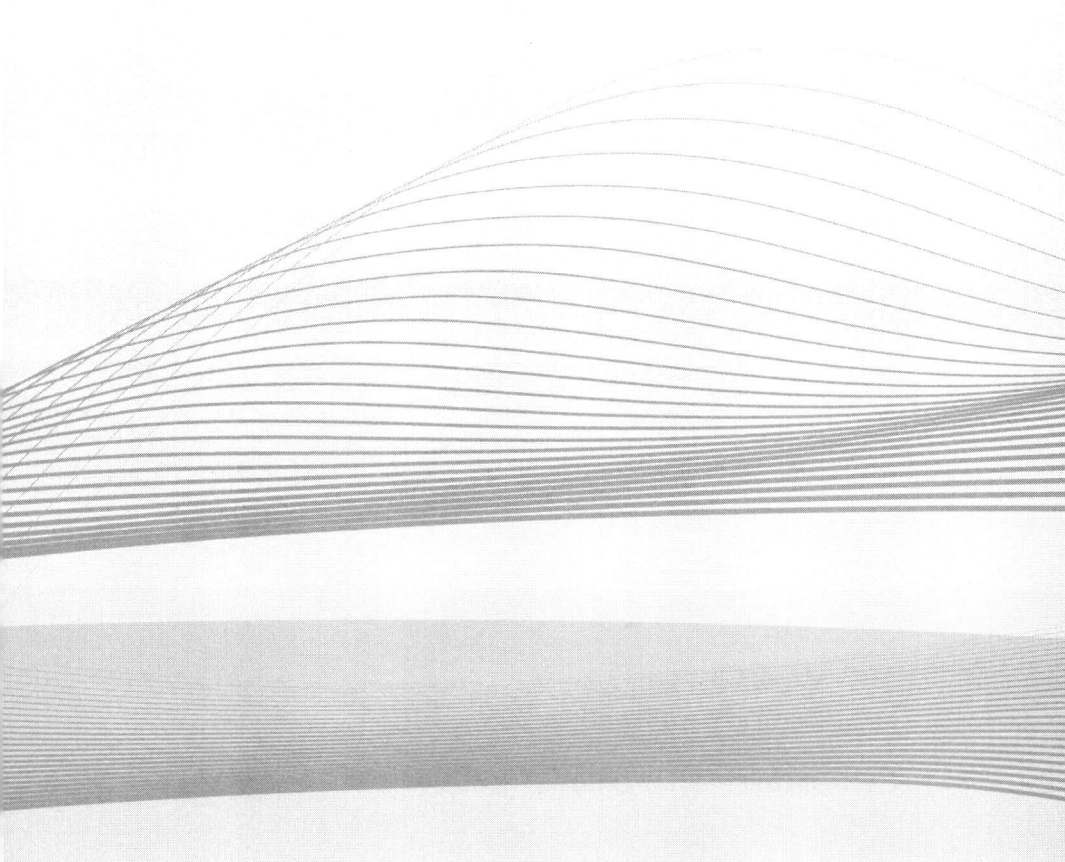

목차

소개말   10
서론: 나를 치료하기 위해 시작한 길   14

1부 ─ 신체: 우리의 움직임과 관절

01. 몸의 언어: 관절은 무엇을 말하는가?   22
- 연결로 구성하는 신체   22
- 관절이 빠르게 닳는 이유   28
- 경험의 저장! 움직임의 역사는 관절에 새겨진다   34

02. 움직임의 예술: 신체의 조화로운 작동   48
- 관절이 제공하는 안정성과 유연성 그리고 그 역학적인 이득   48
- 간격과 연결이 만들어 내는 연쇄적인 움직임   60

03. 고장 난 기계: 관절 문제와 그 해결책   70
- 아무리 치료해도 낫지 않는 이유   70
- 손목 과사용증후군의 원리   76
- 발의 변형이나 족저근막염이 오는 원리   81

**정신:
관계로 알아보는 간격과 연결**

04. 정신적 관절: 신체적 관절의 연결과 비교했을 때 우리 정신은 어떻게 연결되는가?   92

- ○ 사람과 사람 사이의 관계에서도 신체의 일부처럼 떼어 놓고는 생각할 수 없는 관계가 있다   92
- ○ 사람과 사람 사이의 간격을 이해하는 데 관절 모델이 적용되었다   103

05. 정신적 윤활제: 갈등에 대응하는 장치   115

- ○ 갈등에 대응하는 역학적인 모델   115

06. 치료의 절차: 치료와 치유 그리고 중재   126

- ○ 치료의 시작은 문제의 인식: 감각수용기의 착각과 인지할 수 없는 정보   126
- ○ 부서진 관계가 가야 할 방향   137
- ○ 선택적이고 최적화된 치유   141
- ○ 치료와 중재   143

──────────── 치료의 모델:
건강한 삶으로의 회복

07. 운동 모델: 움직임은 생명이다   **150**
- ○ 움직임으로부터 시작되는 것   150
- ○ 우리는 사회적으로 살아 움직인다 — 사회적 수명   157
- ○ 한 달에 한두 번 하는 운동이 가지는 의미   163

08. '바로 누워서 잘 수 없다'는 건 어떤 의미일까?   **164**

09. 코어 모델: 가족과 공동체   **170**
- ○ 수핵탈출증(디스크 질환)을 치료하는 원리   170
- ○ 척추에 오는 압력을 상쇄하고 사지의 움직임에 전제조건이 되는 코어   179
- ○ 관계를 운동시키는 삶의 방식   184

요약: 신체에 새겨진 인간의 작동 원리   188

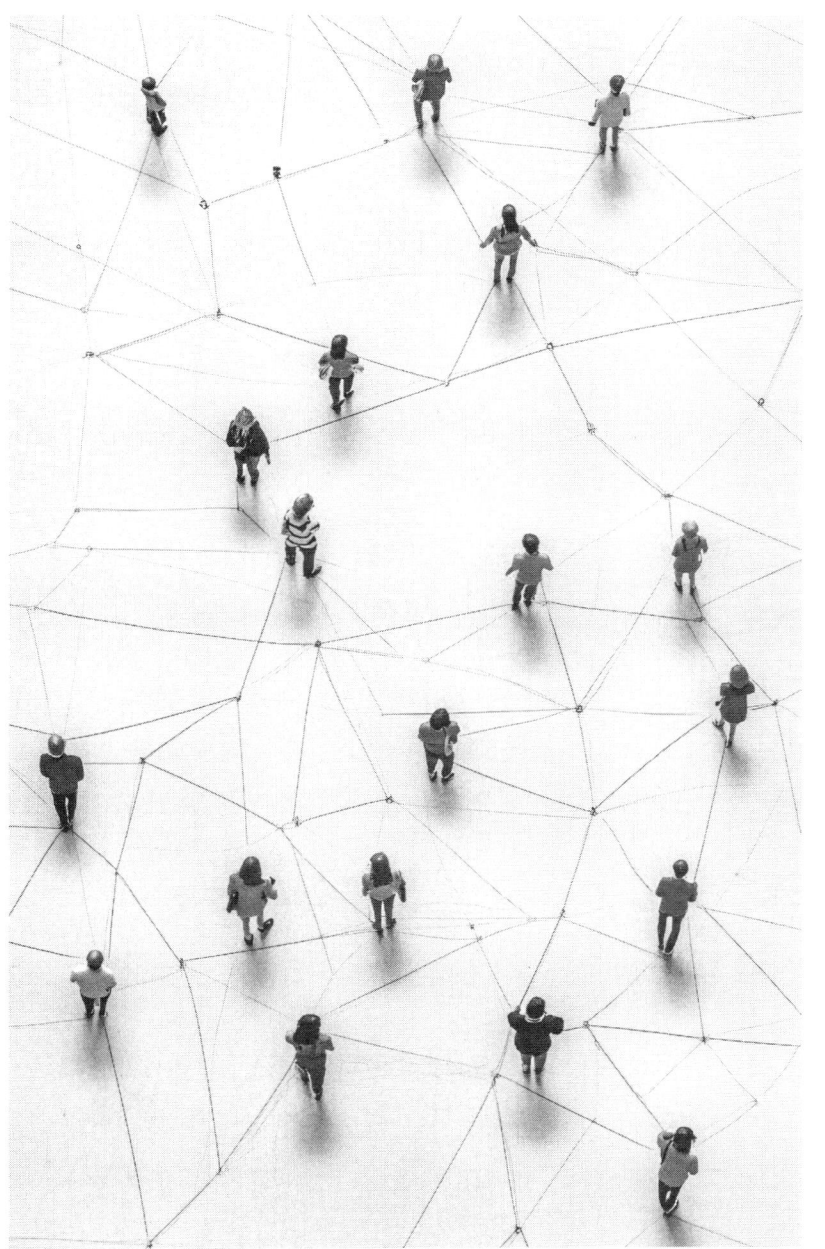

소개말

최대 기대수명이 120세로 늘어난 것과 달리 "얼마나 살고 싶은가?" 하고 묻는다면 120세까지 살고 싶다는 사람은 드물다. 왜 그럴까?

당신이 두려워하는 것이 무엇인지 알고 있다.

당신은 지금과 같이 빛나는 존재에서 나이가 들고 노인을 훌쩍 넘긴 어느 순간, 빛을 잃고 스스로조차 사랑할 수 없는 존재가 될까 봐 두려울 것이다. 숨 쉬고 있지만 살아 있다고 느끼지 못할까 봐 또는 스스로 살아 있는지 인지할 수 없는 채로 삶이 떠먹여지고 있을까 봐 두려울 것이다.

나는 기대수명이 아니라 나답게 살 수 있는 수명을 이야기하려고 한다. 당신다움을 간직한 채로 오래 사는 것 말이다. 당신은 스스로 이동하고 일을 수행할 수 있으며, 관계를 유지하고 확장할 수 있어야 한다. 그렇게만 된다면 120세인지 아닌지, 아름다운 외모인지 아닌지에 관계없이 사회와 주변이 공급하는 관심과 기대치로 인해 당신의 삶은 빛나고 있을 것이다. 주어진 삶의 끝까지 말이다.

  나는 최소한 나답게는 살 수 있는 그 최소한의 시간을 "사회적 수명"이라고 말하고 있다. 사회적 수명은 신체적인 수행 능력과 정신적인 수행 능력으로 구성되어 있다. 나이나 역할에 따라 기대되는 정도는 다르지만, 신체 기능이 유지되지 않으면 당신에게 주어지는 것은 기대보다는 배려나 도움이 될 것이다. 마찬가지로 정신적인 수행 능력, 즉 인간관계를 유지하거나 확장할 수 있는 능력이 유지되지 못한다면 당신은 기대 대신 배려나 도움을 기다려야 할 것이다. 그것이 어떠한 의미인지는 사람마다 다르겠지만 내가 지켜본 바로는 그 이전의 삶과는 다른 모습이었다.

관절에 숨어 있는 단서

  한때 필자는 재활병원의 치료사로 일했었다. 나이와 함께 오는 장애와 단절을 아주 가까운 거리에서 매일 접하고, 치료사로서 연민과 인간으로서 두려움을 겪게 되면서 그 이후의 삶이 무엇인지 배웠다.

  시냅스, 관절, 인간관계, 조직 등 인간의 기능이 어떤 식으로 작동하는지를 관찰하다 보면 인간의 내부를 작동시키는 전략과 인간의 외부를 작동시키는 전략에서 반복적으로 사용되는 논리가 있다는 의심이 들었다. 인간에 대한 관찰을 집단이나 사회와 같은 스케일로 확장시켜 나갈수록 유사한 논리의 반복은 더 선명하게 보였다.

  각 구성에서 개체의 특성과 이름을 지우고, 그저 개체로만 보면 개체와 개체 사이에 간격이 존재하고 그 간격을 상호 작용할 만한 거리로 유도하는 연결이 있었다. 그런 특징이 뼈마디 사이 관절의 신진대사와 인간관계의 상호 작용이 유사한 논리로 작용하는 배경이 되는 것으로 보인다.

 한번 닳기 시작하면 되돌릴 수 없는 소모성 자원인 관절이 사회적 수명의 신체적인 부분을 설명하고, 인간과 인간의 관계도 그 논리를 따르며 정신적인 부분을 설명할 수 있었다. 또한 관절이 작동하는 논리를 간격과 연결로 추출하면 사회적 수명을 유지하는 데 필요한 신체와 정신의 구성에 대해서 기능적으로 접근해 볼 수 있는 모델로 활용할 수 있었다.

단서의 사실적인 해석

 신체의 수행 능력에 있어서 관절은 신체가 기능을 구사하는 역학적인 단위이자, 환자가 기능 제한을 호소할 때 범위를 특정하는 기능적 영역이다. 손상과 회복을 반복하면서 성장하는 근육과 달리, 관절은 마모되면 되돌릴 수 없는 소모성 자원이다. 관절이 마모될 경우 신체의 수행 능력을 끌어내려 사회적 수명을 카운트다운한다. 한편 정상적인 인간관계를 유지 또는 확장할 수 없을 때는 기존의 관계를 소모하면서 정신적인 수행 능력을 끌어내려 사회적 수명을 카운트다운한다. 관계는 인간의 정신적인 기능이 사회로 접촉하고 있는 증거이자 시작점이고, 인간이 속한 복잡한 사회를 분류하고 이해하기 위한 최소한의 단위이다.

 관절과 관계가 가지는 유사성을 통해 관절의 역학적인 작동 방식과 접근 방법을 이해하고, 신체에 대해 사실에 가까운 선입견을 가지게 되었으면 한다. 이 책을 통해 당신이 얻게 될 신체를 바라보는 새로운 시각은 살아가는 동안 당신이 접하게 될 치료 방법, 운동 방법, 스트레칭 방법 등에서 진실과 거짓을 구분하는 데 도움이 될 것이다. 이러한 이해를 바탕으로 수많은 정보와 전문가들을 효과적으로 구분하고 활용하여, 당신에게 주어진 시간의 끝까지 빛나고 건강한 삶을 비추는 데 도움이 되었으면 한다.

본 책의 1부에서는 신체와 근골격계 질환에 대한 오해와 진실을 설명하고, 2부에서는 관절이 작동하는 방식을 관계로 의인화해서 이해를 돕는다. 3부에서는 신체를 치료하는 데 활용하는 유용한 모델을 소개한다.

일반인의 이해를 돕기 위해 약 18년을 치료사로서 근무하면서 얻은 관계와 연결에 대한 정보를 가족과의 일화를 사례로 들면서 풀어내었다. 이번 기회를 통해 이 책이 독자들에게 관계에 대해 새로운 시각을 갖게 하는 기회가 되었으면 한다.

서론

"나를 치료하기 위해 시작한 길"

나의 어린 시절에 아버지는 도무지 이해할 수 없는 사람이었다. 아버지는 엄격했고, 조용했으며, 늘 멀게만 느껴졌었다. 한참 시간이 지나 어른이 되어서야 알게 됐다. 아버지는 부모님과 조부모에게서 '장남'이라는 이름 아래 모든 책임을 강요받았고, 매번 동생들을 위해 먼저 양보해야 했던 사람이었다는 걸 말이다. 체벌도, 침묵도, 무언의 희생도 그분에게는 당연한 일이었을 것이다.

어릴 적 나는 아버지가 내 편이 아니라고 생각했었는데, 돌이켜 보면, 아버지는 그저 자신이 살아온 방식 그대로를 나에게도 전하고 싶었던 것 같다. '빼앗겨도, 양보해도, 조용히 감내하는 삶'을 말이다. 아버지는 그것이 올바른 삶이라고 믿었고, 어쩌면 나 역시 그렇게 살기를 바랐는지도 모른다. 아버지는 어머니에게도 같은 삶을 기대했고, 어머니는 조용히 그 고된 삶을 견디셨다. 성실과 희생은 어린 나에게 있어 이해할 수 없는 삶의 방식이었다, 나는 그런 하루하루를 답답하고 불만스럽게 받아들였다.

　나는 아버지가 근무하시던 국민학교에 다녔는데, 내가 친구들에게 괴롭힘을 당하거나 억울한 일을 겪어도, 아버지는 결코 나서지 않으셨다. 도움은커녕, 집에 돌아오면 더 혹독하게 나를 혼내셨다. 나는 점점 위축되었고, 쉽게 주눅이 들었다. 시간이 흘러도 그 시절에 형성된 낮은 자존감은 사라지지 않았다. 그 상처를 치유하기 위해서는 오랜 시간이 필요했다. 물리적인 거리도 필요했다. 그렇기 때문에 서울로 상경했고, 나는 물리치료사가 되었다.

치료사가 아빠가 되려 할 때

　뇌졸중, 척수손상 환자들과 함께하면서, 나는 그들이 얼마나 힘겹게 '일상'을 되찾는지 직접 보았다. 환자들은 내가 '훌륭한 선생님'이길 바랐고, 나는 그 기대에 부응하고 싶었다. 그래서 나는 늘 나보다 뛰어난 누군가인 척 연기했다. 돌이켜 보면 그 역할은 내가 이상적으로 꿈꿔 왔던 '아버지'의 모습과 꼭 닮아 있었다.

　하지만 곧 깨달았다. 상상 속 아버지는 현실의 문제에 답해 주지 않았다. 현실은 내가 상상했던 것보다 복잡했다. 결국에는 아버지처럼 나도 부족한 부분들을 그저 껴안고, 내 체력과 시간을 계속 밀어 넣는 수밖에 없었다. 그렇게 내가 힘든 만큼 환자들이 나아진다는 것을 배워 갔다.

　내 어린 시절을 진짜 극복하게 된 건, 재활치료를 시작한 지 5년이 지난 뒤였다. 결혼을 하고 아이를 준비하면서 비로소 알게 되었다. 내가 꾸린 가족은 나의 희생을 바라지 않는다는 것을 말이다. 이런 사실에 기뻤으며 동시에 또 가족들을 행복하게 만들어 주기 위한 새로운 방법을 마련해야 한다는 것이 두려웠었다. 아버지에게서 배운 삶의 방식은, 이제부터 내가 꾸려 갈 가족에게는 그대로 물려줄 수 없다고 생각했다.

아이를 계획하면서, 내 가족은 더 이상 '희생'이 아닌, 실제적인 '능력'을 필요로 했다. 경제적으로, 정신적으로, 나는 진짜 가장이어야 했다. 그 시점에서 마주해야 했던 내 잠재의식은 낯설고 무서웠다. "나는 결국엔 빼앗기고 양보해야 할 존재야." 어린 시절에 각인된 이 믿음은 끈질기게 나를 괴롭혔다. 하지만 놀랍게도 그 두려움은 내 아이가 겪을 고통을 떠올리자 너무나 작아 보였다. 그래서 나는 다시 도전할 수 있었다. '아버지'가 되기로 마음먹은 순간, 과거의 상처들은 흉터만 남기고 서둘러 아물었다. 더 이상은 멈춰 있을 수 없었다. 더 길게 일하고, 더 멀리 갈 수 있는 곳으로 가야 했다.

6년 차가 되던 해, 나는 도수치료 파트로 이직했다. 그 뒤로 10년 동안 나는 살아오면서 겪어 온 한계들을 분석하고, 실험하고, 끊임없이 고찰했다. 하지만 한 가지는 분명했다. 책과 논문으로 배운 지식은, 실제 환자들의 상식적인 질문 앞에 늘 해답이 될 수 없었다.

"집에서 쉬기만 했는데, 왜 손목에 과사용증후군이 온 거죠?"
"살이 좀 찌고, 딱딱한 신발을 신었을 뿐인데,
왜 족저근막염이 생긴 거죠?
더 뚱뚱한 친구는 구두 신고도 멀쩡한데요?"
"무릎관절염인데, 어떤 병원은 운동하라 하고,

어떤 곳은 하지 말라 하네요. 뭐가 맞아요?"
"허리 디스크인데 어떤 운동을 하면 좋아요?"
"유명한 유튜브 따라 했는데, 왜 더 아픈 거죠?"

치료는 지식이 아니라, 질문에서 시작되었다.

증명해야 할 것

방사선 사진과 진료 그리고 도수 검사까지 마친 환자에게 의사 선생님의 진단은 분명하고 정확했다. 의심할 여지가 없었다. 하지만 정작 그들이 묻는 질문엔, 나는 답을 할 수 없었다.

"왜 병이 생긴 건가요?" "이제 뭘 해야 하나요?"

학회에 나가 보고, 선배 치료사들에게도 물어봤다. 그럴듯한 설명은 들었지만, 완전히 납득은 되지 않았다. 나는 증상을 치료할 수 있었지만, 원인을 치료하지는 못했다.

아이가 분가하고 할 일이 많이 줄었다는 주부에게는 "손목을 많이 써서 과사용증후군이 생긴 것 같네요." 한창 멋 내고 싶을 사춘기 소녀에게는 "족저근막염이니 구두는 당분간 신지 마세요." 주 3회씩 열심히 운동하는 50대 남성에게는 "무릎관절염에는 가벼운 운동이라도 해야 좋습니다." 요추 움직임이 거의 없는 추간판 탈출증 환자에게는 "디스크가 심하니 허리를 쓰는 건 피하세요."라고 했다.

상식적으로 말이 되지 않는 상황이었지만 질환에 대한 정석적인 대응만이 내게 주어진 역할이었다. 그 순간부터 의학적 지식에 대한 신뢰가 조금씩 무너지기 시작했다. 내가 하고 있는 역할이 앵무새보다는 낫다는 확신이 필요했다. 병리적 진단은 의사 선생님의 역할로 충분하다고 결론을 내리고, 나는 내 역할을 찾아야 했다. 병을 일으키는 '역학적인 이유'가 바로 그것이었다.

더 많은 환자를 봐야 했고, 더 자유롭게 평가하고 치료할 수 있어야 했다. 그래서 또 한 번 이직했다. 사회적으로도 쓸모를 증명하고, 가장으로서도 능력을 얻기 위한 선택이었다. 한 달에 400건이 넘는 치료를 소화하며, 주 6일, 하루 12시간 이상 일했다. 개인 시간에도 환자를 보고, 데이터를 모으고, 가설을 세우고, 또 의심하고 반복했다.

어느 날, 아내와의 갈등이 깊어졌고 아이에게 "아빠는 왜 주말에만 집에 와?"라는 질문을 반복해서 듣게 됐다. 우리는 이혼 문턱을 닳도록 밟았다 돌아오기를 반복했다.

치료를 설명하기 위해 관계를 말하는 이유

그러던 중 변곡점이 찾아왔다. 관절을 해부학, 신경생리학에 더해서 일반적인 물리작용으로 이해하려 할 때였다. 그때부터 족저근막염, 허리 디스크, 무릎관절염, 과사용증후군을 설명하고 치료하는 데 눈에 띄는 성과가 나오기 시작했다.

치료 결과는 일관성이 생겼고, 여유가 생겼다. 그제야 시야가 돌아오고 가족이 보였다. 막막하지만 너무 늦지 않게 관계를 회복해야 했다. 서투르지만 관계를 회복하기 위해 노력하자 뜻밖에도 치료를 위해 노력한 경험이 나를 도왔다. 나는 아내를 이해하게 되었고, 아버지를 이해하게 되었다. 그때 생각했다. 이 이야기를 책으로 남겨야겠다고 말이다.

사람이 언젠가는 만나게 되는 아픔과 기능 상실에 대해서 누구나 이해하고 준비할 수 있도록 돕고 싶었다. 이에 신체의 연결을 분석하고 전략을 제시했던 경험을 인간관계의 간격과 연결의 유사성에 비유하고 전략을 제안하는 이야기로 조립해 보고자 한다.

내가 살았던 삶에서는 모든 사람에게 도움이 되는 방식이나 모든 사람에게 위로를 주는 방식은 존재하지 않았다. 하지만 당신이 이 책의 일부에서라도 공감할 수 있다면, 내가 좋아하는 세계로 초대해서 당신이 불현듯 겪는 아픔과 막막함에 대해 도움이 될 만한 이야기를 꺼내 주고 싶다.

1부

신체:
우리의 움직임과 관절

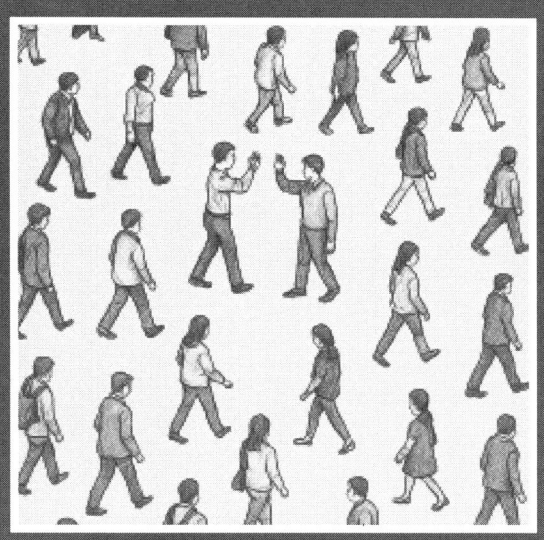

01 몸의 언어: 관절은 무엇을 말하는가?

○ 연결로 구성하는 신체

장난감이든 기계든 조립을 해 본 사람이라면 안다. 모든 부품을 설명서대로 맞췄는데도 막상 작동이 되지 않을 때, 그 당황스러운 순간 말이다. 부품은 분명 다 있다. 모양도 방향도 맞춘 것 같다. 그런데… 왜 작동하지 않는 걸까? 조금 덜 조인 나사, 눈에 띄지 않는 간격의 어긋남. 결국 원인은 '연결'의 디테일에 있다.

'자세 교정 운동', '체형 밸런스 운동', '코어 강화 운동'…. 운동이라는 말 뒤에 따라붙는 수많은 수식어들. 인터넷엔 넘쳐 나고, 자칭 전문가도 넘쳐난다. 정보는 많은데, 정답은 없다. 온갖 검사를 다 받아도 "이상 없습니다."라는 말만 반복된다.

이럴 때 사람들은 두 가지 극단 중 하나로 향한다. "나는 원래 안 되는 사람이야."라며 노화를 탓하고 포기하거나, 혹은 초심자의 행운에 기대며 운동이라는 종교에 맹목적으로 빠져든다. 둘 다 위험하다. 둘 다, 당신의 몸을 망가뜨리는 선택이다.

잘못 조립된 연금보험처럼, 그 선택은 몇 년 동안 아무 일도 없는 듯 조용하다가 10년, 20년 후에 만기처럼 돌아온다. 그때 깨닫는다. "아… 괜히 그랬구나." 돌이킬 수 없는 후회, 기대했던 만큼 배신당한 느낌. 마치 '상실감의 파티' 같다.

그래서 말하고 싶다. 운동을 시작하기 전에 당신의 관절과 몸이 어떻게 '연결'되어 작동하는지 제대로 이해해 보자. 이 책은 그런 의미에서, 몸을 위한 '사용자 설명서' 같은 책이다. 약관을 미리 읽는 사람은 드물지만, 읽은 사람만이 진짜 이득을 본다. 10년, 20년 후에도 당신의 몸이 부드럽고 단단하게 연결된 시스템으로 작동하도록 이야기를 풀어 가겠다.

[그림 1] 관절의 수명은 사람마다 다르다.

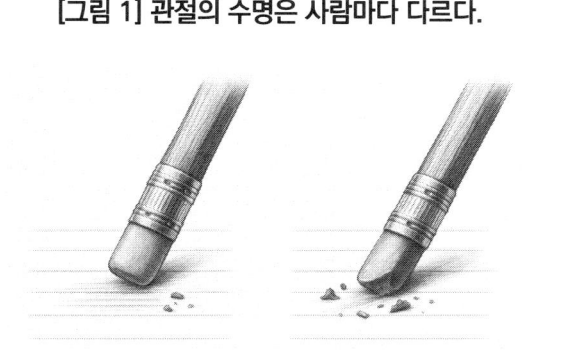

뒤틀린 접촉면과 능숙하지 못한 활용은 지우개를 파손시키거나 더 빨리 닳게 한다. 관절의 정렬과 활용능력의 차이는 나이에 관계없이 퇴행성 질환에 취약하게 만든다.

신체는 '조합'이 아닌 '통합'으로 이해되어야 한다. 근골격계를 처음 공부할 때, 우리는 대체로 인체를 부위별로 나눠 배우게 된다. 근육은 근육대로, 뼈는 뼈대로, 관절은 관절대로 이해한 뒤 그 각각을 하나로 '조합'하는 식이다.

하지만 움직임이라는 주제로 접근하면, 이야기는 달라진다. 인간은 태어날 때 하나의 세포로 시작한다. 그 하나였던 존재가 점차 쓸모에 따라 나뉘고, 기능에 따라 구분되며, 특성에 따라 다른 이름이 붙는다. 그러나 본질은 여전히 하나다. 기능적으로 완전히 분리될 수 없는, '하나의 몸'이라는 통합적 구조다.

우리가 익히 아는 해부학은 각 구조물의 모양과 위치를 말한다. 하지만 움직임을 다루는 학문은 다르다. 근육이 어디에 붙어 있는지를 넘어, 그 근육이 언제, 왜, 어떻게 움직이는지를 설명해야 하기 때문이다. 그 지점에서 우리는 깨닫는다. 신체를 구성하는 구조물에 대한 학문과 그 구조물이 움직이는 원리를 다루는 학문은 전혀 다른 영역이라는 것을.

그래서 신체를 이해한다고 해서 곧바로 움직임을 이해하는 것은 아니다. 마찬가지로, 자세를 설명한다고 해서 곧 신체 구조를 정확히 이해하는 것도 아니다. 신체와 움직임, 자세와 구조, 모두 같은 '몸'에서 비롯되지만 각기 다른 전문성이 요구되는 다른 영역의 언어와 사고다. 신체와 자세는 같은 인간의 몸을 설명하지만 다른 영역의 전문성을 가진다.

이제 우리는 '조합'이 아니라 '통합'의 관점에서 몸을 다시 읽어야 한다. 그 시작이 바로, 이 책에서 다루고자 하는 '관절 모델'의 핵심이다.

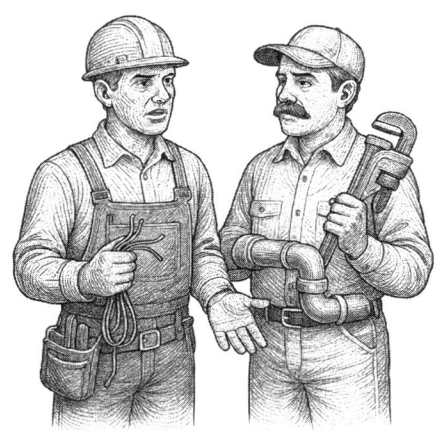

[그림 2] 어떤 전문가를 찾아가야 할지 모른다면 '전기공에게 수도관 문제를 해결해 달라고 요청하는 상황에 놓이게 된다.'

둘 다 '집을 고치는 전문가'지만, 기술의 본질이 완전히 다르다.

움직임을 위한 구조, '텐트처럼 이해하는 몸'

자세를 이해하기 위해 먼저 복잡한 근골격계를 조금 다르게 상상해 보자. 근골격계를 '분절'과 '연결'이라는 개념으로 나누어 보면 된다.

'분절'은 우리 몸의 뼈대를 의미하고, '연결'은 그 분절을 이어 주는 관절에 해당한다. 우리가 흔히 떠올리는 신체 구조는, 마치 단단한 골조 위에 벽돌을 쌓아 집을 짓는 것과 같다. 즉, 뼈는 뼈대로, 근육은 근육대로 나누어 조립하고, 그 뼈들을 이어 주는 연결부가 관절이라는 것이다.

그러나 실제 우리 몸에서 자세를 유지하는 메커니즘은 단단한 건축물

보다는 출렁이고 흔들리는 텐트에 더 가깝다.

　텐트를 설치해 본 사람은 잘 안다. 폴대를 세운다고 해서 구조물이 곧바로 안정되진 않는다. 천막을 덮어도 불안정하다. 가장 중요한 건 땅에 고정하는 스트링과 팩이다. 모든 스트링이 긴장 상태를 공유하고 나서야 비로소 텐트는 균형 잡힌 구조물이 된다.
　우리 몸도 이와 같다. 관절은 단순히 뼈를 연결하는 경첩 같은 부품이 아니다. 지지대(뼈), 피막(근육과 근막), 스트링(인대와 건), 이 모든 것 사이에서 압력과 긴장을 조율하며 움직임과 균형이 공존하도록 돕는 복잡한 역할을 한다.
　이러한 개념을 '텐세그리티(Tensegrity)', 한국어로는 '긴장 복합체'라고 한다. 이 이론에 따르면, 뼈대 위에 근육을 단순히 덧붙이는 개념으로는 우리 몸의 균형과 움직임을 설명할 수 없다.
　뼈대와 근육은 관절을 중심으로 맞물려 전체적으로 균형 잡힌 구조물을 이루며, 그 안에서 관절은 단순한 연결 부위가 아닌 힘을 분산하고 조직 간 긴장을 조율하는 핵심 부품이다.
　그렇기 때문에 이 책에서는 단단하고 눈에 잘 띄는 **뼈대와 근육**보다는, 그 사이사이 연결을 조율하는 관절에 주목한다. 움직임을 만드는 것도, 자세를 유지하는 것도 모두 관절의 정렬과 긴장 그리고 압력의 배분에서 비롯된다. 몸을 이해하고 자세와 움직임을 바꾸고자 한다면 그 시작은 바로 관절에서 출발해야 한다.

[그림 3] 인간의 몸은 뼈대 자체로 안정적인 구조물인 집보다는 외부의 자극에 전체의 긴장이 대응하고 협력한다는 점에서 텐트에 가깝다.

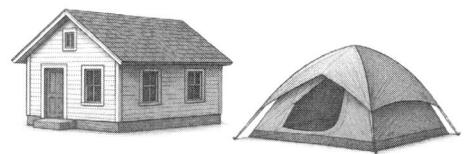

긴장 복합체가 안정적인 구조로 성립하기 위해서는 구조물 전체가 필요하다. 뼈대만 있어도 안정적으로 자리 잡을 수 있는 집과는 다르게 말이다.

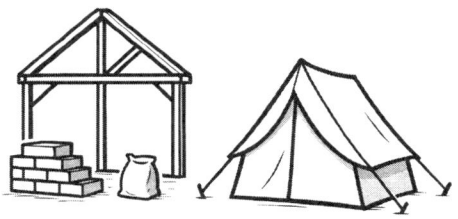

그러나 구조물 전체가 긴장에 대응할 수 있다는 장점이 있어서 움직임을 염두에 두고 탄력을 저장하기 용이하다.

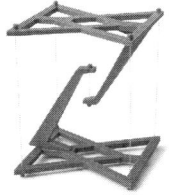
텐세그리티 그림

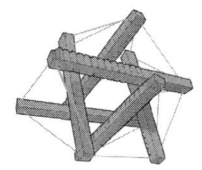
텐세그리티 그림

○ 관절이 빠르게 닳는 이유

관절에서 움직임은 단순히 기능에 그치지 않는다. 움직임 자체를 통해 활액의 순환과 영양 공급이 이루어지는 '생명 유지의 핵심 조건'이다. 올바른 움직임은 관절 건강의 필수 조건임을 잊지 않아야 한다.

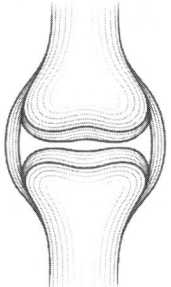

[그림 4] 뼈마디의 간격은 관절로 이루어져 있다.

뼈, 인대, 관절낭, 관절강, 연골, 활액

관절, 가장 조용히 마모되는 구조

통상적으로 관절은 뼈마디의 말단 부위, 즉 연골을 중심으로 인식된다. 물론 관절은 연골 외에도 관절낭, 인대, 활액 그리고 활액을 담는 주머니 등 여러 요소로 구성되어 있다. 그럼에도 불구하고 관절의 내구성 문제는 주로 연골에서 발생하기 때문에, 흔히 관절을 연골 중심으로 설명한다.

연골은 일반적인 조직과 달리 혈관과 혈액으로부터 직접적인 영양을 공급받지 않는다. 대신, 관절 사이에 존재하는 활액과 활액 주머니를 통해 영양이 공급된다. 이 영양 공급은 단순한 확산이 아니라, 관절이 움직일 때 발생하는 펌프 작용을 통해 이루어진다. 즉, 관절의 움직임이 있어야 연골에 영양이 순환되고 공급되는 것이다.

이렇듯 관절은 '약간의 틈'이 존재할 때 비로소 제 기능을 할 수 있다. 관절 사이의 적절한 간격과, 그 틈을 둘러싼 인대와 근육 같은 연부조직이 유연하고 탄력 있는 상태를 유지할 때 관절은 건강하게 작동한다.

통증은 언제 시작되는가?

그러나 이 건강한 상태가 점차 무너질 때, 우리 몸은 '통증'이라는 신호로 이상을 알린다. 관절 간격이 좁아지거나, 관절면이 어긋나게 되면 연부조직부터 이상이 시작된다.

먼저 인대, 건, 근막 같은 관절 주변의 연부조직이 미세하게 손상되며, 이로 인해 간헐적이고 서서히 나타나는 통증이 시작된다. 이 상태가 방치되면 마침내 관절 내부, 즉 연골 자체에 손상이 시작되고, 이때부터는 지속적인 통증이 동반된다.

연골이 닳아 가는 것이다. 이 시점은 마치 지우개가 서서히 닳아 가듯 관절의 쿠션이 사라지고 있다는 뜻이며, 이제는 돌아올 수 없는 문턱에 가까워졌다는 신호이기도 하다.

관절 마모를 가속화하는 요인들

관절 연골은 단순히 시간이 지나서만 닳는 것이 아니다. 다양한 요인들이 그 속도를 결정한다.

첫째, 노화 나이가 들면서 연골은 자연적으로 퇴화하고, 재생 능력은 점차 떨어진다. 이는 관절의 내구성을 감소시키는 가장 일반적인 원인이다.

둘째, 외부 충격과 과도한 사용, 반복적인 운동, 잘못된 자세, 혹은 특정 부위에 반복적으로 가해지는 스트레스는 관절에 비정상적인 부하를 주어 연골 손상을 앞당긴다.

셋째, 비만 등으로 체중이 증가하면, 무릎이나 고관절처럼 체중을 지탱하는 관절에는 특히 추가적인 압력이 가해져 마모 속도가 빨라진다.

넷째, 비정상적인 자세와 보행 패턴 등 신체 정렬이 무너지면 관절에 비대칭적인 하중이 가해진다. 이는 특정 관절면에만 반복적인 마모를 유발하여 연골을 빠르게 손상시킨다.

다섯째, 질병, 관절염, 통풍, 대사성 질환과 같은 만성 질환은 관절 내부에 염증 반응을 일으켜 연골을 손상시키고, 마모를 가속화시킨다.

이처럼 관절은 겉보기에는 멀쩡해 보이지만, 조용하고 점진적으로 마모되는 구조다. 따라서 연골이 닳기 시작하기 전에 '움직임'과 '정렬', '하중'을 올바르게 관리하는 것이 무엇보다 중요하다.

[그림 5] 많이 걷고 적게 걷는 것이 문제가 아닐 수 있다.

틀어진 경첩과 같이 어긋난 정렬, 부드럽게 힘 조절이 되지 않는 활용, 좁아진 관절 등은 그저 걷는 것만으로 관절이 더 빨리 마모되는 이유가 된다.

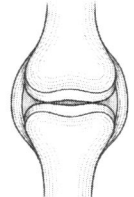 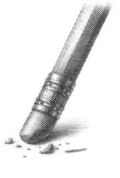 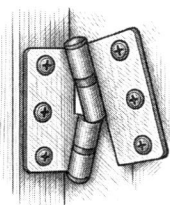

잘 맞물리게 하고, 적당한 간격을 활용해야만 반복해서 걸어도 관절의 신진대사와 건강을 유지시킨다.

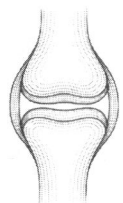 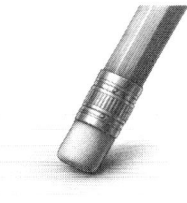 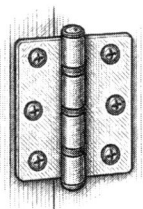

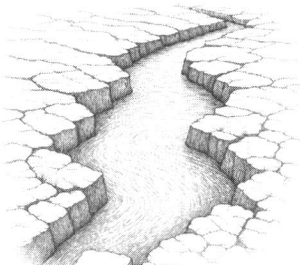

간격은 비움과 채움의 통로

관절의 '간격'이 생명력을 결정한다

관절이 건강을 유지하려면 '적당한 간격'이 반드시 확보되어야 한다. 이 간격은 단순히 뼈와 뼈 사이의 공간을 의미하는 것이 아니라, 힘의 흐름이 지나가는 통로이자, 영양과 생명이 스며드는 흡입구다.

이 틈은 분절 간의 마찰이나 충격, 또는 다양한 방향에서 밀려드는 외력조차도 유연하게 흘려보내며 관절을 보호한다. 마치 호흡처럼 반복되는 작고 정밀한 움직임이 관절 내 활액을 순환시키고, 심장의 펌프처럼 연골에 영양을 스며들게 하는 것이다.

관절은 '많이' 움직일수록 건강해지는 것이 아니다. '바르게' 움직일 때, 비로소 건강을 유지할 수 있다. 단 한 번을 움직이더라도 정렬이 바르고 간격이 확보된 상태에서 움직여야 한다. 그렇지 않다면, 열 번, 백 번을 움직여도 관절에는 오히려 해가 된다.

운동을 통해 질병을 극복하겠다는 사람들 중에는 "열 번 찍어 안 넘어가는 나무 없다."라는 말을 인용하기도 한다. 그러나 넘어가지 않는 것이 나무의 문제가 아니라 자신이 쥔 도끼날이 일그러졌기 때문이라면 어떨까? 그 사실을 모른다면 백 번을 찍는다 해도, 나무는 여전히 그대로일 것이다. 운동도 마찬가지다. 자세와 정렬, 간격이 잘못된 상태에서 반복되는 운동은 치료가 아닌 소모에 가깝다.

관절 연골의 구조와 기능

관절 연골은 뼈의 말단을 덮고 있는 부드러운 조직으로, 주로 연골세포와 세포외기질(ECM)로 구성된다. 이 ECM은 콜라겐 섬유와 프로테오글리칸으로 이루어져 있어 연골에 구조적 강도와 탄력을 부여하며, 관절이 부드럽게 움직일 수 있도록 돕는다.

관절 연골은 혈관이 없고, 영양과 산소를 활액이나 주변 조직을 통한 확산에 의존한다. 따라서 영양 순환을 위해 반드시 기계적인 움직임이 필요하다. 움직임이 없으면 펌프 작용이 일어나지 않아, 연골은 점점 건조하고 취약해진다.

간격이 좁아지면, 마치 빨래를 꽉 채운 세탁기처럼 기능을 제대로 수행하지 못하게 된다. 압축 저항을 견디지 못하고, 활액이 제 역할을 못하며, 영양 공급과 노폐물 제거가 불가능해진다.

정상적인 연골은 하중을 넓은 면적으로 분산시켜 뼈에 가해지는 압력을 줄이고, 움직임에 따라 변형되며 체액의 순환을 유도한다. 이러한 기능은 운동 중 관절을 보호하고 관절의 안정성을 유지하는 데 핵심적이다.

관절 연골은 단순한 구조물이 아니다

관절 연골은 단순히 뼈끝을 감싸는 부드러운 덮개가 아니다. 그것은 압력, 마찰, 하중, 움직임이라는 복합적인 조건 속에서 완충 역할과 순환 통로, 에너지 분산 장치 역할을 모두 수행한다.

그러나 이 정교한 균형은 나이, 비만, 잘못된 자세, 반복된 외력에 의해 무너질 수 있으며, 결국 관절염이나 퇴행성 질환으로 이어지게 된다. 따라서 우리는 관절 연골을 그저 마모되는 부품이 아닌, 생명 유지의 접점으로 이해해야 한다.

건강한 연골을 유지하기 위해서는 정확한 정렬, 적절한 간격, 무리 없는 움직임이 필수이며, 이 모든 것을 아우르는 것이 바로 '바른 자세'와 '의식 있는 움직임'이다.

○ 경험의 저장! 움직임의 역사는 관절에 새겨진다

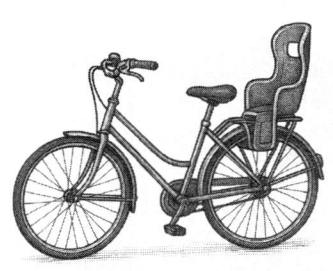

어느 평범한 날, 먼지가 수북이 쌓인 자전거를 꺼냈다. 한동안 잊고 있던 짐받이 위의 유아용 안장이 눈길을 끌었다. 이제는 열한 살이 된 딸아이에겐 맞지 않지만, 그 안장을 닦으며 자전거 본래의 색이 드러나자, 과거의 기억들이 선명하게 되살아났다. 딸과 함께 이곳저곳을 누비며 행복했고 고마웠던 그 시절의 장면들이 자전거의 바퀴처럼 마음속을 돌고 돈다.

페달에 발을 올리는 순간, 꽤 오랜만인데도 몸은 자연스럽게 균형을 잡고 움직인다. 달라진 것은 안장의 낯선 느낌 그리고 왼쪽 손목의 뻐근함이다. 그 불편함은, 어쩌면 세월의 무게가 내 관절에 남긴 흔적일지도 모른다.

우리는 기억을 뇌에 저장된 '정보'라고만 생각하지만, 기억은 신체 곳곳에 남는다. 특히, 관절은 움직임의 기억을 저장하는 물리적 장소이기도 하다. 이 이야기에는 세 가지 주요 기억 체계 서술적 기억, 절차적 기억 그리고 관절의 기억이 있다.

서술적 기억은 딸과 자전거를 타던 시절의 장면처럼 말로 표현되고 이미지화될 수 있는 기억이다. 과거의 감정, 장소, 인물, 날씨까지 포괄하는 감성의 서사다.

절차적 기억은 오랜 시간 자전거를 타지 않았음에도 몸이 균형을 잡고 움직이는 바로 그 순간에 발현되는 기억이다. 반복된 경험을 통해 신경계와 근육에 새겨진 움직임의 공식이다.

관절의 기억은 치료를 설명하기 위해 필자가 임의로 만들어 낸 개념으로 물리적인 흔적을 말한다. 자주 활용된 가동 범위는 부드럽고 탄력 있는 반면, 오랫동안 쓰이지 않은 관절의 축은 뻣뻣하고 경직되어 있다. 근육의 긴장도, 관절낭의 유연성, 관절면의 맞물림 상태까지 모두가 '움직임의 역사'를 말없이 보여 준다.

에릭 R. 캔델(Eric R. Kandel)의 연구에 따르면, 학습은 반복된 경험을 통해 신경 세포와 시냅스의 구조를 변화시킨다. 기억은 단순한 정보 저장이 아니라, 신체와 신경이 공동으로 학습하는 과정이다. 그렇다면 관절은 어떨까?

관절은 말이 없다. 그러나 움직임의 패턴, 힘의 방향, 가동 범위의 습관 등을 통해 몸에 무엇이 '반복되어 왔는지'를 기록한다. 그 기록은 지극히 물리적이지만 오르골의 돌기처럼 일단 형성되면 다음 움직임의 회로로 작동한다. 그렇기 때문에 한번 틀어진 정렬, 과도하게 반복된 움직임은 다음 움직임에도 관성처럼 영향을 미친다.

결국, 움직임은 단절되지 않는다. 신체는 모든 경험을 기억하며, 그 흔적은 관절의 정렬과 상태 그리고 움직이는 방식 속에 스며 있다.

관절을 관리한다는 것은 단순히 아프지 않게 보호하는 것이 아니라, 몸이 기억하는 방식 전체를 새롭게 훈련하는 것이다. 내 몸의 기억은, 내가 살아온 삶의 이야기이고, 앞으로 살아갈 방향을 알려 주는 지표이기도 하다.

[그림 6] 오르골의 작동 방식

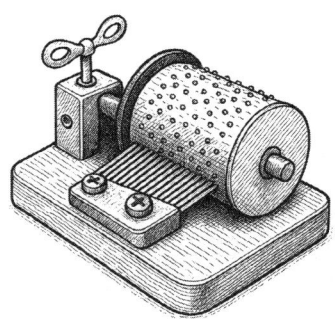

그저 원통이 회전을 작동시킬 뿐이지만 저장된 돌기의 위치와 형태는 회전을 따라 각기 계획된 타이밍에 금속편을 때리며 복잡하고 아름다운 음악을 불러낸다.

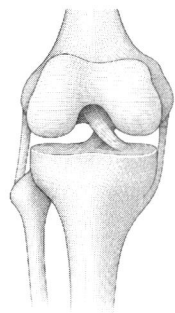

관절도 구를 때 관절면의 생김새에 따라 계획된 타이밍에 근육이나 인대의 장력을 일으키고 복잡하고 아름다운 동작(회전과 미끄러짐, 기울고 비틀림)을 생산한다.

 자전거 안장에 닿는 골반의 변화와 손목 관절의 뻐근함은 원하든 원치 않든, 자전거에 먼지가 쌓인 시간만큼 내 몸이 겪어 온 경험의 흔적임이 분명하다.

 반복되고 유용하게 활용된 움직임은 관절에 흔적을 남기고, 그 흔적은 이후의 움직임에 관성을 만들어 낸다. 관절에 새겨진 이 흔적들은 단순히 특정 관절의 가동 범위를 제한하는 데 그치지 않고, 인접한 다른 관절에도 영향을 미쳐 몸 전체 움직임의 패턴을 바꾸게 만든다.

 특정 스포츠나 활동을 통해 형성된 근골격계 기억은 시간이 지나도 잊히지 않고 다시 그 활동을 시작할 때 신체가 빠르게 적응할 수 있도록 돕는다. 하지만 시간이 지나 덧씌워진 관절의 흔적은 근골격계 기억이 남아 있더라도 이전과 같은 기능을 온전히 구현하지 못하게 막거나, 반복 수행을 어렵게 만든다. 이는 단순한 신경계의 재구성뿐 아니라, 관절의 형태와 기능이 직전의 경험에 따라 물리적으로 변화할 수 있음을 의미한다.

[그림 7] 어제와 오늘이 반복되면서 만들어진 흔적은
길을 만들고 수많은 내일에 영향을 미친다

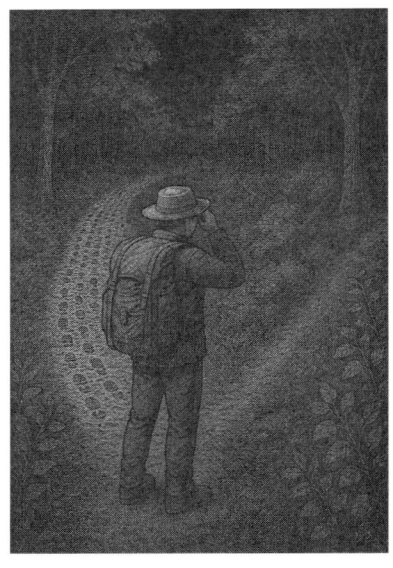

 관절은 생리적으로 충격을 흡수하고 분산시키는 역할을 하여 신체를 보호한다. 이 기능은 특히 운동이나 다양한 활동 중에 매우 중요하며, 활액이 관절 내 윤활 작용을 하여 마찰을 줄이는 데 크게 기여한다. 활액은 관절 건강을 유지하는 데 필수적일 뿐만 아니라, 관절의 안정성을 높이는 역할도 담당한다.
 한편, 관절은 역학적으로 축과 활차의 기능을 수행한다. 하지만 관절

은 태어날 때부터 완전히 고정되어 있지 않고, 약간의 틈과 형태에 따른 자유도를 지닌 채로 성장한다. 이 자유도 덕분에 완전한 성장이 이루어진 후에도 개인의 습관이나 훈련에 따라 위치와 형태가 최적화된다. 따라서 관절의 형태와 움직임 패턴을 세심히 관찰하면 어떤 방향으로 움직임이 학습되었는지, 또 어느 범위까지 관절이 활용되어 왔는지 알 수 있다.

 이러한 최적화의 흔적은 우리 뇌의 신경 전달망 발달과 유사하게 경험이 학습으로 축적되는 과정이라 볼 수 있으나, 오르골의 금속편처럼 눈으로 확인 가능한 '물리적 회로'라는 점에서 다르다. 이 때문에 치료나 재활 계획을 세울 때 관절이 어떤 기대치에 부합할 수 있을지 직접 관찰하고 판단할 수 있는 중요한 단서가 된다.

[그림 8] 경험이 지나간 뒤에 생기는 길

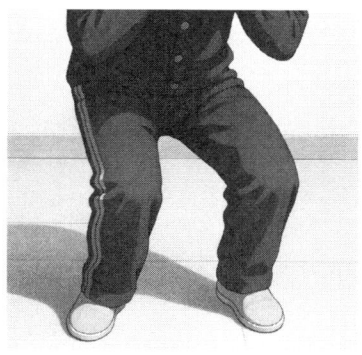

앉고 일어설 때 관찰되는 발목이나 무릎의 부정렬과 비대칭은 앞으로 생활하면서 앉고 일어나는 동안 가해지는 발목과 골반의 비틀림과 어긋남을 예고한다.

잘못된 습관은 관절의 변형을 초래하고, 다양하고 활발한 습관은 관절의 발달을 이끌어 낸다. 변형된 관절이 잘못된 습관을 유도하고, 발달한 관절이 활발하고 다양한 움직임을 유도하는 것을 생각해 보자. 이것은 우리의 중추신경계가 경험을 학습하게 되면 일어나는 현상과 매우 유사하다.

우리가 경험을 통해 받아들인 정보를 신경 전달망에 새기게 되면 의식할 수는 없지만 시냅스 연결의 발달에서부터 중추신경계의 신경 전달망에 반응이 일어난다. 일단 학습되면 무의식에 뿌리내려, 가지처럼 뻗어 나가는 의식의 시발점을 지배한다. 이러한 측면은 관절에서 일어나는 최적화의 결과가 이후의 움직임에 방향성을 제시한다는 점과 매우 유사하다.

예를 들어, 다리를 꼬는 사람이 있다면 다리를 꼬면서 만들어진 하지의 긴장 덕에 일부 자세유지근이 일하지 않아도 자세를 유지하기 쉬워진다. 편하게 앉은 자세를 유지하며 다리를 꼬는 경험을 반복하게 되면 고관절이나 골반의 변형이 고착화되어 바른 자세를 방해하고 무릎관절과 고관절의 변형과 약화로 바른 자세를 시도해도 유지할 수 없어 금방 지치고 다리를 꼰 자세로 회귀하게 된다.

이처럼 학습은 최적화에 닿아 있다. 아직 일어나지 않은 일이라고 하더라도 학습이나 최적화가 완료된 시점에서는 다음 시도의 결과를 예측하기 어렵지 않다. 실험 상자 안에서 버튼을 눌러 먹이를 얻은 생쥐(스키너의 쥐 상자)가 배고플 때 버튼을 누를 것을 예측하기 어렵지 않은 것처럼 말이다.

다른 점이 있다면 신경 전달망에서 일어나는 학습의 결과는 학습 이후에도 주관적인 생각이나 정보의 습득 또는 훈련 등 또 다른 학습을 통해 유연하게 수정이 가능하다(신경가역성). 하지만 관절의 학습은 최적화 과정을 거치면서 잘 활용되지 않는 방향의 가동성을 제한하기 때문에 또 다른 방향성의 학습을 허용하기 어려우며 이는 나이가 들수록 더 그렇다. 하지만 물리적으로 형태의 변화를 꾀하는 신체의 교정이나, 전략적인 운동으로 관절에 저장된 방향성을 바꾸거나 가능성을 열어 주는 것은 가능하다. 오르골의 금속 돌기를 조작하면 박자와 음계를 바꿀 수 있는 것처럼 말이다.

그래서 실제 치료에서는 고착화된 걸음걸이를 바꾸는 방법으로 걸음걸이를 서술하여 알려 주는 것보다, 골반이나 발을 교정해서 축을 개선하거나 잘 쓰지 못하는 근육을 각성시켜서 관절의 기능을 복구해 주는 방법이 효과적이었다.

관절의 건강을 유지하기 위해서는 '지속적인 운동과 스트레칭이 필요하다'는 것을 알고 있을 것이다. 그리고 시간이 지나면서 관절의 움직임 패턴이 변화하고, 이는 새로운 경험에 영향을 미칠 수 있다는 것도 알아야 한다. 따라서 관절의 형태나 움직임을 드물게나마 지속적으로 관찰하고 기능을 유지하는 것이 중요하다는 점을 강조하고 싶다. 이렇게 함으로써, 과거의 부정적인 경험이 현재의 움직임에 미치는 영향을 최소화하고, 건강한 관절을 유지할 수 있다.

원래 정상적인 관절은 운동을 할 때 발생하는 마찰과 충격을 효과적으로 흡수하는 장치로서, 이를 통해 신체 손상을 예방하는 데 기여를 한다. 앞에서도 말했다시피 관절은 주로 연골세포와 세포외기질로 구성되어 있으며, 이로 인해 충분한 강도와 탄성을 제공받는다. 연골은 구조적 특성으로 인해 압축 하중을 잘 견디며, 하중이 가해질 때 수분이 빠져나가면서도 탄력을 유지하게 된다. 이러한 생리적 특성 덕분에 누구나 알고 있듯이 이는 우리가 자유롭고 원활하게 움직일 수 있도록 한다.

이 책에서는 관절의 역학적인 특성에 대해서 더 강조한다. 〈2. 움직임의 예술〉에서 본격적으로 설명할 관절의 역학적인 특성을 서술하자면, 관절은 지렛대의 축이나 도르래의 활차와 같은 기능을 제공한다. 그럼으로써 힘의 이득이 성립되게 하여 더 적은 근력으로도 기능을 수행할 수 있게 하거나 하중을 여러 관절로 나누어 분담하게 한다. 애초에 마찰과 충격의 발생을 최소화하여 관절을 보호하는 또 다른 측면인 것이다. 그렇기 때문에 관절의 역학적인 특성은 손상이나 노화로 생리적인 특성이 저하되더라도 완전히 손상되지만 않았다면 자유롭고 원활한 움직임을 되찾을 수 있다는 희망을 제공한다.

정리하자면, 관절 기억은 생리적인 특성을 유지하기 위한 적당한 간격과 잘 결합된 맞물림 외에도 역학적인 특성을 구현하기 위해서 최적화된 위치에서 세팅되어 축과 활차의 역할을 제공한다. 중추신경계가 학습한 근육의 조절 능력과는 별개로 근육과 인대 그리고 관절낭을 포함한 연부조직의 뻣뻣한 정도 그리고 맞물리는 활차의 방향이 조합되어 축을 결정하고 활차의 역할을 제공하는 것이다.

[그림 9] 안 하는 거였는데 못 하는 게 되어 버렸다

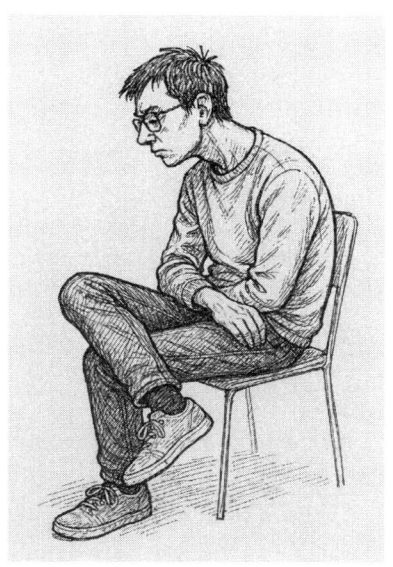

다리를 꼬는 자세가 불러오는 몸의 변화

흔히 우리는 다리를 꼬고 앉는 습관을 가지고 있다. 무심코 하는 이 행동이 몸에 얼마나 큰 변화를 일으키는지 아는 사람은 많지 않다. 다리를 꼬면 골반의 자연스러운 전방 경사가 제한되어 척추가 강제로 굽은 상태, 즉 '후만'으로 변하게 된다. 이로 인해 머리는 앞으로 내밀고 '거북목'과 '굽은 등'이 생겨난다.

이때 많은 이들이 거북목을 바로잡기 위해 턱을 뒤로 당기고, 어깨를 젖히며, 등받이를 세워 자세를 교정하려 한다. 하지만 이런 '임시방편'은 문제를 해결하는 대신 새로운 변형을 만들어 낸다. 턱을 당기면 경추가 일자목이나 역C자목으로 변형되고 턱의 비대칭을 초래한다. 어깨를 젖히면 어깨 주변 근육과 견관절 기능이 저하되며 날개뼈와 어깨 통증이 따라온다.

바른 자세, 바른 삶의 시작

그렇다면 어떻게 해야 할까? 먼저, 꼰 다리를 풀고 양 발바닥을 바닥에 딱 붙여야 한다. 그다음, 무릎보다 엉덩이가 약간 더 높게 앉아 골반을 바로 세우는 것이 핵심이다. 이 자세만으로도 몸은 스스로 균형을 잡으며 척추와 관절에 가해지는 부담을 크게 줄일 수 있다.

이미 몸에 변형이 자리 잡았다면 혼자 해결하려 하지 말고 전문가와 상담해 현재 상태에 맞는 맞춤형 처방을 받는 것이 바람직하다.

무릎 과신전, 무심코 놓치는 위험

무릎을 완전히 펴는 행동, 누구나 쉽게 한다. 하지만 '과신전'이라는 말이 있다. 무릎 뒤쪽 연부조직이 느슨해져서 무릎을 쭉 펴는 것과 무릎을 과도하게 젖히는 것을 구분하지 못하는 상태를 말한다.

과신전에 적응된 무릎은 자신의 한계를 인지하지 못하고, 무릎을 일자로 펴는 것과 과하게 젖히는 것을 혼동한다. 이런 습관은 무릎관절에 지속적으로 부담을 주고, 결국 관절 손상과 통증으로 이어진다.

내 몸을 바꾸는 첫걸음, 바로 '자세'다. 단순한 습관이지만, 삶의 질을 바꾸는 강력한 열쇠가 될 수 있다. 책을 펼친 독자가 이 문장들을 읽으며 '나도 바꿀 수 있다'는 희망을 느낄 수 있길 바란다.

운동선수의 관절 관리와 움직임의 질

우리는 종종 움직임을 '근육'이나 '힘'의 문제로 단순화하지만, 실제로는 관절 하나의 조율이 전체 운동능력에 영향을 미치기도 한다. 이러한 관절은 단순한 연결부가 아니라, 정밀하게 조율되어야 할 움직임의 중심이다.

실제로 관절의 건강과 기능적 조화가 운동선수의 경기력에 직접적인 영향을 준다는 다양한 연구 결과들이 있다. 이는 단순한 통증의 유무를 넘어서, 관절의 정렬, 고유감각, 안정성 등이 움직임의 질과 퍼포먼스를 결정짓는 핵심 요소임을 보여 준다.

1) 무릎관절: 회복 그 이상의 의미

축구선수들 사이에서 흔히 발생하는 전방십자인대(ACL) 부상은, 과거에는 단지 수술 후 근력 회복만으로 재활이 끝나는 경우가 많았다. 그러나 최근 연구에 따르면 단순한 근력 회복보다, 무릎의 감각 조절 능력과 균형감각 회복이 복귀 후 경기력 유지에 더 큰 영향을 미친다.

한 연구에서는, 재활 과정에 '고유수용감각 훈련'과 '체중 분산 운동'을 포함시킨 선수들이 그렇지 않은 선수보다 재부상 위험이 절반 이하로 줄고, 복귀 후 성적도 안정적으로 유지되었다(Grindem et al., British Journal of Sports Medicine, 2016).

이처럼 무릎관절은 단순히 '강하게 만드는 것'이 아니라, 어떻게 쓰는가 그리고 몸 전체와 어떻게 연결되어 있는가를 이해하는 것이 핵심이다.

2) 어깨 관절: 조율되지 않은 작은 차이가 만드는 차이

야구의 포지션 중 하나인 투수의 어깨는 고속 회전과 큰 가동 범위를 요구받는 구조다. 한쪽 회전근개가 과도하게 긴장하거나, 견갑골 움직임이 흐트러지기만 해도 공의 속도와 방향은 미묘하게 흐트러지며, 이는 곧 부상으로 이어질 수 있다. 2009년 연구에 따르면, 어깨의 안정성과 견갑골 조절 훈련을 병행한 선수들은 어깨 통증이 줄어들었을 뿐 아니라, 투구 속도와 정확도도 향상되었다(Escamilla et al., Sports Medicine, 2009).

작은 부위의 조율이 전체 동작의 품질을 좌우한다는 점에서, 어깨 관절은 단순한 근육 훈련만으로는 다루기 어려운, 정밀한 오케스트라의 한 파트와 같다.

3) 발목: 고립된 문제는 없다

농구선수 A는 반복적인 점프와 착지로 발목염좌를 겪었다. 그러나 단순히 발목만 치료했을 때는 증상이 재발했고, 이후 고관절의 근력 약화와 체간 균형 문제까지 통합적으로 재활했을 때 점프 후 착지의 안정성과 방향 전환 속도가 개선되었다. 연구에 따르면, 발목염좌가 있을 때 고관절과 코어근육까지 함께 약화되는 경향이 있으며, 통합 재활 프로그램이 기능 회복 속도와 성능 향상에 더 효과적이다(Hoch et al., Journal of Athletic Training, 2014).

이 사례는 몸의 부위는 연결되어 있으며, 치료를 위해서는 고장 난 하나의 부품이 아니라 전체 시스템을 조율해야 한다는 점을 보여 준다.

4) 고관절과 골반: 달리는 몸의 중심축

장거리 러너의 경우 슬개골 통증(무릎 앞 통증)이나 정강이 통증 등은 흔하지만, 그 뿌리는 종종 다른 데 있다. 골반의 기울기, 고관절 외전근의 약화 그리고 몸통의 미세한 비대칭이 원인이 되는 경우가 많다. 2005년 연구에서는, 이러한 정렬 문제를 교정한 러너들이 통증 없이 평균 페이스를 회복하고, 주간 마일리지를 늘릴 수 있었다고 보고했다 (Ferber et al., Clinical Biomechanics, 2005).

몸의 축이 흐트러지면 아무리 좋은 운동 습관도 소용없다는 것 그리고 움직임의 질은 '기계적 정렬 + 기능적 조화'라는 두 가지 요소가 모두 충족될 때 완성된다는 사실을 보여 준다.

관절은 연결이고, 조율이며, 전략이다. 이처럼 관절의 건강과 조율은 단순한 '움직임의 재료'가 아니다. 조각가가 돌을 깎을 때 그 성질을 이해하지 못하면 예술이 아니라 파손으로 끝나는 것처럼, 운동을 다루는 사람이라면, 단순히 강하게 만드는 것만이 아니라 '어떻게 움직이는가'를 정밀하게 조율할 수 있어야 한다.

각각의 관절은 오케스트라의 악기처럼 제 역할이 있고, 그 조화가 깨지는 순간 몸은 불협화음을 내기 시작한다. 그리고 그 작은 불협화음이 쌓여 운동능력의 저하, 만성 통증, 심지어 부상으로 이어진다. 진짜 건강한 움직임을 위한 첫걸음은, 몸을 이해하는 것에서 시작한다.

02 움직임의 예술: 신체의 조화로운 작동

○ 관절이 제공하는 안정성과 유연성 그리고 그 역학적인 이득

관절은 신체 내 다양한 긴장을 기능적으로 결합하는 핵심축이다. 이 결합은 자세를 유지하는 동안 안정성을 제공하며, 동시에 움직임의 중심축으로 작용해 신체가 여러 방향으로 자연스럽게 움직일 수 있도록 돕는다.

관절의 안정성은 텐트의 폴대를 단단히 고정하는 스트링과 비슷하게, 관절을 가로지르는 여러 근육과 인대가 적절한 긴장 상태를 유지할 때 완성된다. 하지만 텐트와 달리 관절은 움직임이 일어나는 가운데서도 이 결합이 쉽게 풀리지 않도록 정교하게 설계되어 있다. 이러한 구조적 안정성은 부상의 위험을 줄이는 동시에 효율적인 움직임을 가능하게 한다.

여기에 관절 주위의 인대와 근육은 관절을 든든히 지지하며, 외부 충격이나 힘에 저항할 수 있는 능력을 부여한다. 덕분에 우리는 걷기, 뛰기, 무거운 물건 들기 등 다양한 활동을 안전하고 안정적으로 수행할 수 있다.

또한 관절의 유연성은 신체의 가동 범위를 넓혀 다양한 각도와 방향으로 움직임이 가능하게 한다. 이는 단순한 일상 동작은 물론, 운동이나 춤, 미술과 같은 예술적 표현에도 없어서는 안 될 요소다. 유연성은 관절 건강을 지키는 데도 중요한 역할을 하며, 나아가 신체가 조화롭고 효율적으로 작동할 수 있는 기반을 마련한다.

결국, 관절은 안정성과 유연성이라는 두 과제를 효율적으로 만족하기 위해 역학적 이득을 구현하는 다양한 장치를 활용한다.

[그림 10] 역학적 이득의 종류, 캠장치

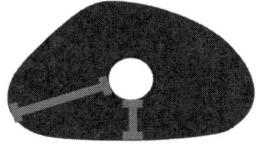

캠장치의 디스크는 돌출된 형태에 따라 다른 결과를 예고한다.

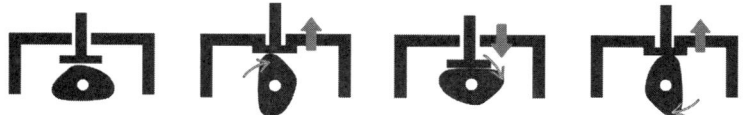

디스크가 회전하면 돌출된 부위에 따라 맞닿은 막대를 직선운동 하게 한다.

[그림 11] 극상근의 탄력과 돌출된 대전자가 팔을 들어 올리는 동안 캠장치를 작동시키는 사례

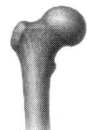 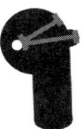

정상 사례 극상근은 상완골 대전자에 붙어 있는데, 대전자는 캠장치의 역할을 한다. 극상근은 수평에 가까운 방향으로 수축하더라도 팔을 들어 올리는 동작에서, 대전자의 캠장치가 상완골이 구르는 동안 관절와를 상방으로 이탈하지 않도록 하방 미끄러짐을 구현하고 견관절의 움직임 대부분에서 안정성을 구현한다.

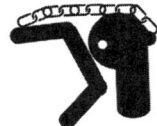 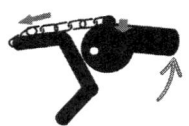

대전자가 없는 경우를 가정하면 대전자를 하방으로 미끄러지게 하는 작용이 줄어들어 외전 시 상완골두가 관절와를 상방으로 굴러 올라갈 것이다.

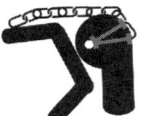 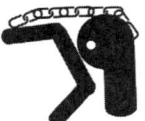 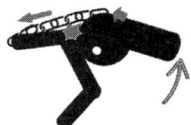

삼각근의 과긴장도 상대적인 극상근의 느슨함을 만들어 대전자와 함께 작용하는 캠 기능을 정상적으로 작동시키지 못하게 하여 팔을 들어 올리는 동안 상완골을 하방으로 미끄러지게 하는 작용이 줄어들게 한다. 상완골두가 외전 할 때 관절면을 굴러 오르게 만들고 견봉과 가까워지게 한다. 또한 삼각근의 과긴장은 쇄골과 견갑대 사이의 관절 틈을 좁게 만들어 견갑대의 움직임을 방해하기도 한다.

[그림 12] 슬개골과 대퇴골의 말단부가 무릎관절 레버암을 확장하는 사례

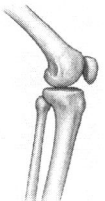

정상 사례 슬개골은 측면에서 볼 때, 무릎을 펴는 동안 대퇴사두근의 작용이 회전축에서 먼 위치에서 일할 수 있게 만들어, 지렛대의 길이를 늘리는 힘의 이득 효과가 있다. 또한 대퇴골의 말단부는 타원 모양의 캠장치 역할을 해서 서 있을 때보다 앉을 때 지렛대가 길어지게 만들어 무릎관절이 천천히 앉거나 일어나게 할 때 대퇴사두근이 힘의 이득을 보조한다. 이러한 역학적 이득은 앉고 일어서는 동안 대단한 근력이 없이도 충분히 무릎관절을 굽힐 수 있는 배경이 된다.

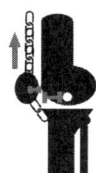 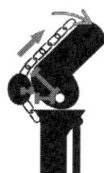 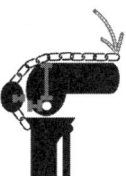

대표적인 비정상 사례인 대퇴사두근의 유연성 부족은 슬개골을 압박하고 충분히 부드럽게 주행하기 어렵게 한다. 발목관절의 보상이 있어도 충분히 무릎관절을 굽히고 버티는 것에는 무릎관절이 적극적으로 참여하는 것에 비해 큰 어려움을 겪는다.

대퇴사두근의 유연성은 전체적으로 짧아지는 것 이외에도 끝 범위 15도에서 더 많은 비중을 갖는 내측광근의 약화나 중간광근의 상대적 단축, 골반 변형으로 인한 대퇴직근의 더 많은 긴장, 외측광근의 상대적인 뻣뻣함 등 대퇴사두근 내의 불균형으로 인한 슬개골 주행의 방해도 원인이 된다.

하나 이상의 관절의 협력은 안정성을 증가시키거나 힘과 지구력의 이득을 만들어 낸다. 쉽게 보면 도르래나 지렛대로 해석되는 역학적 이득이라고 볼 수 있다. 이것은 효율적인 에너지 사용과 관련이 있으며 관절이 적절히 작동할 때, 신체는 최소한의 에너지로 최대의 움직임을 이끌어 낼 수 있다. 이는 일상적인 활동에서부터 운동 수행에 이르기까지 모든 움직임의 효율성을 높인다. 따라서 관절의 안정성과 유연성 그리고 역학적인 이득은 신체의 조화로운 작동에 필수적임을 알 수 있다.

우리는 운동이라고 하면 근력의 비대를 위해 하나의 관절을 고립시켜 반복운동 하는 행위만을 떠올리기 쉽다. 하지만 운동은 신체와 정신의 훈련이기에, 힘의 증폭, 거리의 확장, 무게중심의 효율적인 이동, 부하의 공간적 분산, 시간적 분산 등 여러 역학적인 전략이 동시에 포함된 행위를 목적에 따라 효율적으로 수행하기 위한 신경계의 조절 프로그램 발달 또한 이루게 된다.

물론 고립을 통한 근력의 수행 또한 치료 시에 신체의 프로그램을 선택적으로 자극하며 때로는 교정을 위한 훌륭한 방법이다. 그러나 요리의 성공이 많은 소금에 달린 게 아니듯이, 고립을 통한 근력운동도 전체적인 운동 수행 능력을 위한 요소로 필요한 만큼 적당히 들어가는 것이 맞다고 본다.

물론 이것은 치료사로서 정상 기능 유지나 복구에 대한 고찰이다. 요리에서 필요 이상의 소금이 취향이 될 수도 있듯이 미용을 위해 고립 기법을 추구하는 것 또한 틀렸다고 보지는 않는다. 취향껏 먹는 데 잔소리하는 것만큼 끔찍한 것도 없다. 취향의 측면에서 보자면, 영화에서 등을 마음대로 긁지 못하는 우람한 근육의 배우가 나오는 장면에서 멋있다기보다 기능 저하를 우려하는 나 같은 사람의 취향은 어디 또 정상이겠는가?

> ① 고립운동 × 전신운동 = 해당 기능의 향상된 시너지
> ② 고립운동 × 협응운동 = 협응 기능의 향상된 시너지
> ③ 고립운동 × 심폐지구력운동 = 심폐지구력 기능의 향상된 시너지
> ④ 고립운동 × 0 = 고립운동 능력 향상 ≠ 기능의 향상

재활병원에서 쓰는 FES 기계를 통해 마비된 근육에 전기자극을 주면 근육이 수축하고 관절이 움직이는 효과를 볼 수는 있다. 다만 이는 일상적으로 필요한 만큼 근육과 관절이 움직이는 것과는 다르다. 마치 고립을 통해 무거운 저항을 이겨 내는 근력운동을 하는 것처럼 근육이 금방 지치는 것을 볼 수 있다. 실제 신경계를 통한 최적화된 전기적 신호가 아닌 것도 있겠지만, 지구력이나 근력에 효율을 극대화하는 관절의 역학적 이득을 이끌어 내는 조화로운 수축을 재현할 수 없는 사정도 있겠다.

위에서 언급했듯이 관절은 근육의 효율을 증가시키기 위한 장치를 가지고 있고, 이를 이해할 수 있다면 통증과 손상으로부터 관절을 지키고 건강한 움직임을 유도할 수 있다.

[그림 13] 외부의 힘에 대한 긴장 복합체의 대응 방식

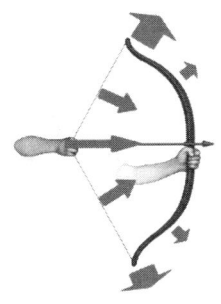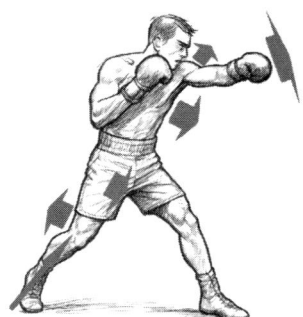

사람의 몸은 활과 같이 외부의 자극에 대해 긴장성 구조물 전체의 탄력이 함께 대응하는 특징이 있다. 자세를 바꾸거나 무게중심을 이동할 때 몸 전체에 긴장이 발생하여 대응한다. 발로 공을 찰 때 팔을 휘둘러서 방향 전환에 필요한 탄력을 끌어올 수 있다. 또한 펀치를 뻗을 때 하체의 무게 이동과 탄력을 활용하여 무겁게 칠 수 있다.

[그림 14] 움직도르래의 힘의 이득

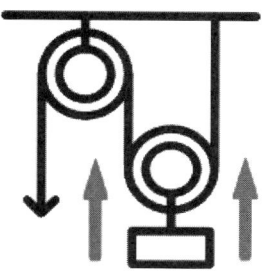
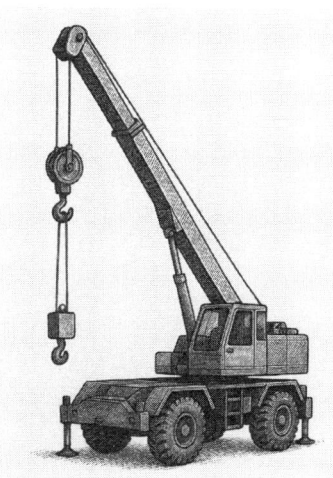

움직도르래는 들어 올려야 하는 무게를 절반의 힘으로 들어 올릴 수 있게 해주는 힘의 이득을 제공한다. 그러나 반면에 무게를 들어 올리기 위해서 두 배 더 많은 길이의 줄을 당겨야 하기 때문에 거리와 시간의 손해를 가진다. 우리 몸은 줄이 스스로 짧아지는 것 같은 근육의 수축으로 이 문제를 일부 상쇄하며 힘의 이득을 가져갈 수 있다.

[그림 15] 광범위한 긴장의 연결을 효율적인 기능의 구현으로 이루어 내는 바른 자세

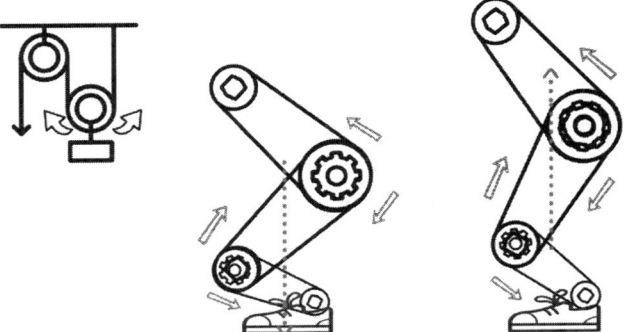

위는 앉았다 일어나기 동작에서 보이는 하지와 체간의 움직도르래와 고정도르래이다. 이제는 몸을 다루는 직업들 사이에서는 근막경선이라는 개념이 알려져 있다. 우리의 몸은 근육 다발이 각기 다른 묶음으로 독립적으로 움직이는 듯하지만 실제로는 근막이라는 조직이 관절을 넘어 근육과 근육 사이의 긴장을 벨트처럼 연결한다는 개념이다.

이 벨트가 그저 연결되어 있다는 것만으로는 사실적인 인간의 움직임을 설명할 수 없다. 이 광범위한 벨트는 관절이라는 도르래 위에서 비로소 제대로 된 역할을 한다. 무질서한 광범위한 연결은 벌레를 붙잡는 거미줄처럼 움직임을 옭아매는 효용만을 가지지만, 우리 관절은 도르래 장치 위를 주행하는 벨트의 연결을 역학적인 이득으로 풀어 내어 마법같이 질서정연하게 구현해 낸다.

[그림 16] 직선운동을 회전운동으로 전환하는 슬라이드 크랭크 원리

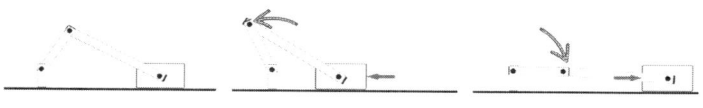

슬라이드 크랭크 작동 그림

엉덩관절, 무릎관절, 발목관절에서 각각 신전으로 작동하는 one joint muscle이 인접한 관절의 회전운동을 유도하는 원리이다.

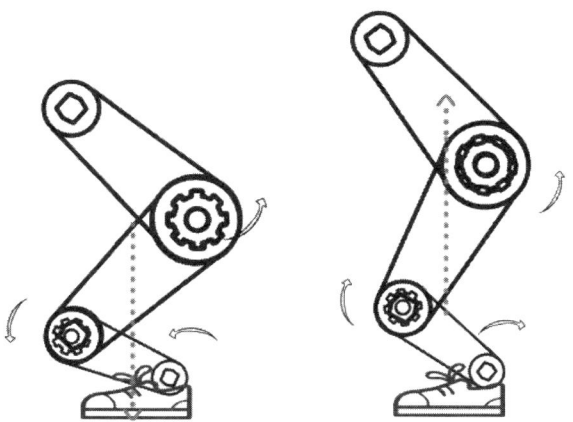

보상으로 알아보는 슬라이드 크랭크 원리

무릎관절 신전근이 고관절 신전을 보상한다. 또한, 발목관절의 저측 굴곡근의 단축이 무릎관절 과신전을 보상한다.

[그림 17] 부하를 공간적, 시간적으로 분산하는 전략

척추는 바로 앉아 다리와 복강의 지지를 받을 때와 꼬리뼈로만 앉아 척추신전근의 긴장으로만 버틸 때 부하의 분산 정도가 다르다.

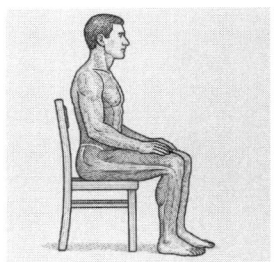 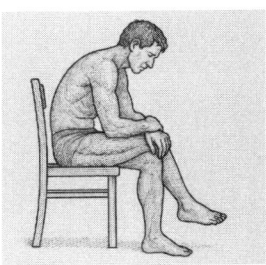

앉은 자세에서 부하의 공간적 분산 개념

보행 시 체중이 더 많이 머무를 때 부하는 가중된다. 짧은 시간 머무를 때 부하는 줄어든다. 그렇기 때문에 보행 시 무릎관절이 구부려지지 않게 버텨 주는 대퇴사두근이 약하면 무릎관절은 중력과의 정면 승부를 피하려고 하는 경향이 있다. 이때 무릎이 빠르게 펴지거나, 편 채로 디뎌서 대퇴사두근이 중력과 마주치는 것을 회피하는 보행을 하기도 한다. 이러한 습관이 학습되면 대퇴사두근이 충분히 강해도 변형된 발목이나 골반의 후방경사 변형은 대퇴사두근의 수행을 더 어렵게 해서 무릎관절이 빠르게 펴지게 하고 정상 보행으로 돌아올 기회를 주지 않는다.

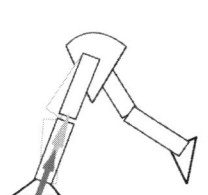 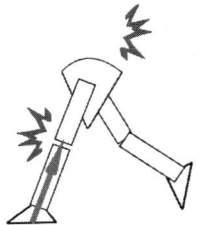

보행에서 엉덩이, 무릎, 발목관절의 부하의 시간적 분산 개념

[그림 18] 건강한 호흡이 만들어 내는 흉곽의 모양
+ 고관절의 안정성 + 견갑대의 운동성이 만들어 내는 지렛대 캠 원리

건강한 호흡이 만들어 내는 흉곽의 곡선 형태는 견갑대가 상방으로 이동하면서 상방으로 회전하고 동시에 멀리 뻗는 것이, 동시에 유도하는 캠장치와 같다. 견갑대의 강화와 안정성에 앞서, 건강한 호흡과 기립근의 긴장을 회복하기 위한 고관절의 정상화는 이러한 캠장치의 역학적 이득을 회복한다.

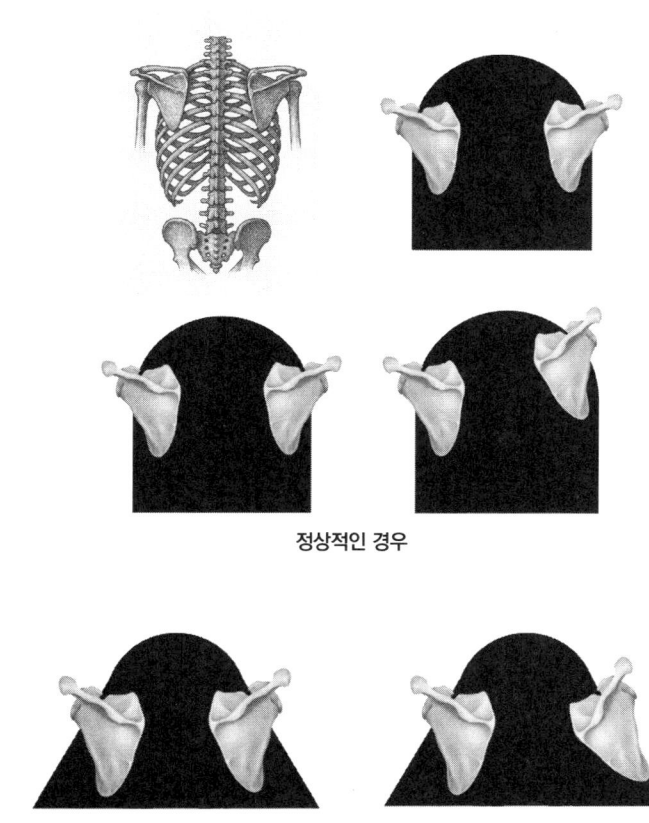

정상적인 경우

흉곽에 변형이 있는 경우

○ 간격과 연결이 만들어 내는 연쇄적인 움직임

뼈마디와 뼈마디 사이의 간격은 인대와 근육으로 연결되어 있으나 때로는 도미노처럼 순차적으로 맞물리고 때로는 쌍절곤처럼 연결된 장력을 넘어 서로를 휘두른다. 일체화되어 있지 않기 때문에 분절과 분절 사이 연결에서 전달되는 움직임은 지연되어 영향을 미치지만, 근육의 수축이나 허용하는 자유도를 넘어서 연속적으로 맞물리면 그 순간부터는 일체화되어 서로 즉각적인 영향을 갖기도 한다.

이 연쇄적인 움직임은 활용을 반복하면서 흔적을 남긴다. 근육이나 인대와 같은 연부조직의 강성이 증가하면서 지연되는 정도가 짧아지든지, 연부조직의 유연성이 증가하면서 지연되는 정도가 더 늘어지기도 한다. 필요에 따라 최적화된 연부조직은 유지되기 위해서 영양을 공급받고 적절한 강성과 탄성 길이를 유지하며, 고유 수용성 감각으로 감각할 수 있어야 하고, 감각 정보와 운동 정보를 대조하면서 활용 또는 인지할 수 있는 뇌 영역의 활성 또한 정상적으로 발달되어 있어야 한다.

우리가 걷는 행위를 할 때 발달과 경험으로 최적화된 팽팽함과 느슨함의 체계가 있어서 무의식적인 수준에서 이러한 연속적인 움직임들이 충돌하거나 꼬이지 않고 조화롭게 움직일 수 있게 한다. 어린 시절 뒤집고 기고 서고 흔들면서 발달한 체계는 척수에 새겨진 프로그램에서 기원하며 CPG(Central Pattern Generator)라고 한다. 이렇게 새겨지듯 학습된 자동화 시스템은 무의식중에 서로 연결되어 있는 관절의 움직임을 다루면서 연속적인 움직임을 패턴화한다. 흔히 말하는 습관 말이다. 패턴을 따라 춤추는 관절들의 연쇄적인 움직임은 운동의 효율성을 높이고, 에너지를 절약하는 데 기여한다. 예를 들어, 달리기나 점프와 같은 활동에서 몸의 모든 부분이 협력하여 힘을 발휘할 때, 각 관절의 움직임이 타이밍에 맞게 조화롭게 연결되게 하여 에너지를 극대화하는 결론으로 마무리되게 한다.

채찍의 손잡이를 가볍게 휘두르면 채찍의 원이 크게 그려졌다가 작아지면서 끝에서는 음속을 돌파하는 결과를 낳는 것처럼 타이밍을 놓치지 않는 연쇄적인 움직임은 힘을 효과적으로 전달하거나 증폭 또는 가속시킬 수 있다. 특정한 움직임이 다른 관절로 전달되는 과정에서 타이밍에 맞게 근육의 수축이 더해지면 이는 상대적으로 큰 힘을 발휘하게 되어 복잡한 동작을 가능하게 한다. 반대로 처음 시작한 움직임이 연속적으로 이어지는 과정에 근수축의 개입으로 움직임을 제어하거나 타이밍을 늦추는 것도 가능하다. 이러한 연쇄적인 움직임의 활용과 적절한 타이밍의 숙련은 신체가 더 효과적으로 작동하게 하며, 이는 운동 수행뿐만 아니라 일상적인 활동에서도 매우 중요한 요소로 작용한다.

관절과 근육 간의 연결 및 간격은 우리 몸의 움직임을 조화롭게 만들어 내는 중요한 요소였다. 이러한 이해를 통해 우리는 더욱 건강하고 효율적인 움직임을 추구할 수 있을 것이다.

[그림 19] 연쇄적 움직임 ① 도미노 원리

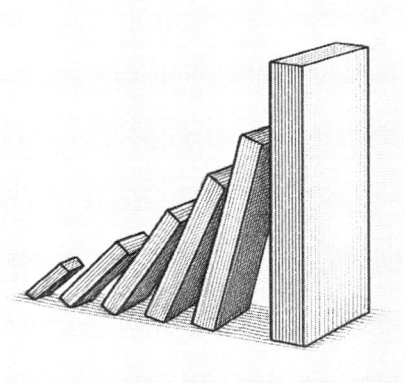

도미노는 각 개체 전체가 균일한 크기의 강체로 이루어져 있다는 전제하에 아랫부분의 회전축에서 시작된 큰 지름의 회전이 다음 개체의 질량중심보다 높은 곳에 힘을 전달한다. 이렇게 함으로써 다시 한번 도미노의 회전축이 도미노의 아랫부분에서 일어나게 한다. 몇 번이 반복되더라도 이러한 연쇄적인 움직임은 멈추지 않고 일어난다.

도미노가 점차 커지더라도 위의 조건을 충족한다면 연쇄반응은 이어지며 약 36개 정도를 거치면 롯데타워 크기의 도미노를 넘어뜨릴 수 있다고 한다.

신체에 적용해 보면 평편족, 무지외반증 등 발의 변형은 발목, 무릎관절, 고관절, 체간에 이르는 변형을 유도하고 반대의 경우도 가능하다. 이 내용은 이후 〈3. 고장 난 기계〉에서 설명될 손목과사용증후군과 족저근막염에 대한 이해를 도울 것이다.

[그림 20] 연쇄적 움직임 ② 채찍의 원리

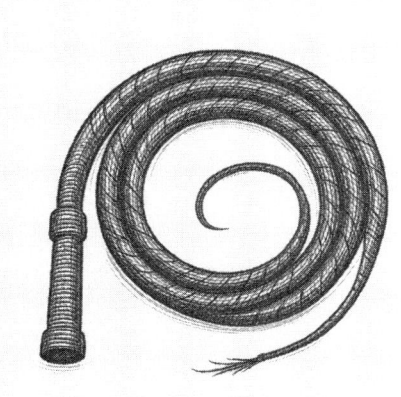

채찍은 손잡이 부분이 가장 굵고 무거우며 말단으로 갈수록 가늘어지고 가벼워지게 설계되어 있다. 손잡이 부분을 앞으로 내밀면 어느 순간 상대적으로 가벼운 말단 부분은 뒤로 이동한다. 이때 손잡이 부분을 빠르게 당겨서 완성된 전진 파동이 채찍을 타고 말단을 전방으로 휘두른다. 이 과정에서 가벼운 채찍의 끝부분이 점점 가속되며 음속을 돌파할 만큼 빠른 속도로 전진한다.

보행이나 공차기 등에서 보이는 하지의 움직임에서도 비슷한 연쇄적 움직임을 찾아볼 수 있다. 해당 움직임에서 대퇴의 전방 이동 시 나타나는 상대적으로 가벼운 하퇴의 후방 이동은 끝내 전진 파동을 생산하는 채찍의 초기 움직임과 같아 보인다.

[그림 21] 도미노와 채찍을 섞어 놓은 듯한 쌍절곤

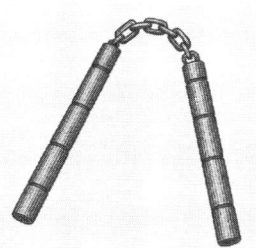

인체의 연쇄작용은 일부는 도미노처럼, 일부는 채찍처럼 나타난다. 인체는 강체나 연체 어느 한쪽만으로 이루어져 있지 않기 때문에 그렇다.

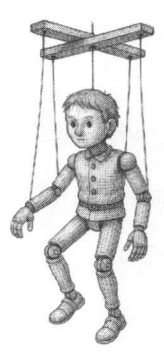 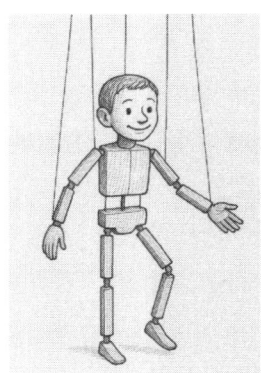

이러한 특성을 반영하여 인체의 출렁이거나 휘둘러지는 연쇄적인 움직임을 상상할 때는 간격이 빡빡한 구체관절인형보다는 관절이 줄로 이어진 꼭두각시 인형의 개념에서 출발하는 것이 더 사실적이다.

왼쪽 인형의 관절은 고정된 자세를 만들기에는 적합하지만 연쇄적인 움직임을 구현하기는 어렵다. 실제 관절은 왼쪽과 오른쪽의 특성을 둘 다 어느 정도 반영한다.

[그림 22] 팔다리의 연쇄적인 움직임

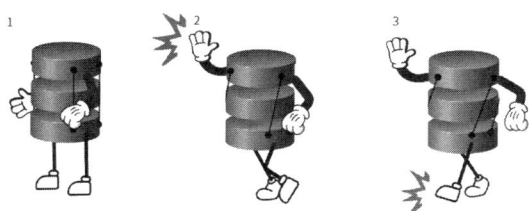

걸을 때 팔을 흔들고 몸통을 회전시키는 행위는 쉽게 다리를 움직이게 도와준다. 팔다리가 각각 움직일 수도 있지만 팔다리의 움직임은 상호 간에 영향을 준다.

오른쪽 팔을 전방으로 흔들기 위해 몸통은 수평면에서 시계반대방향으로 회전하고 회전문의 맞은편처럼 왼쪽 팔을 뒤로 휘두르게 한다. 이어 오른쪽 고관절의 신전, 왼쪽 고관절의 굴곡을 이끌어 낸다. 이것은 사지의 어느 부분에서 시작해도 상호 간의 움직임을 이끌어 내는 패턴이다.

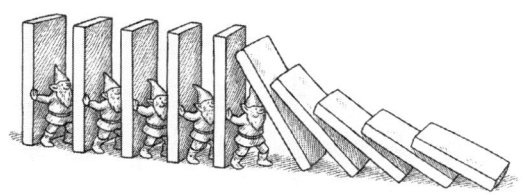

이러한 패턴은 각각의 마디마디를 따라 힘의 전달이 연쇄적인 것을 포함하기 때문에 움직임이 진행되는 도중에 오른팔, 왼발 어느 단계에서 어떤 사지의 개입으로 속도를 높이거나 줄여도 전반적으로 보행 속도를 높이거나 줄이는 효과를 볼 수 있다. 마치 도미노의 사이사이를 개입해서 쓰러지는 것을 더 가속하게 하거나 멈추게 하는 것처럼 말이다.

[그림 23] 연쇄적인 움직임을 수행하는 팽팽한 근육, 느슨한 근육

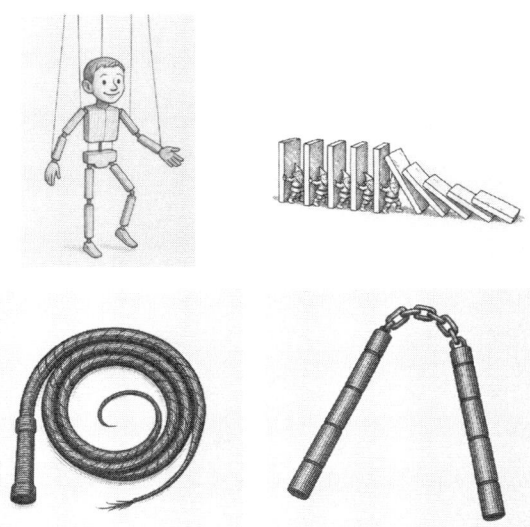

원래는 일체화되어 있지 않고 사이사이에 간격만 존재한다면 부딪히기 전까지는 힘의 전달이 될 수 없으나, 관절에서는 인대와 근육과 같은 탄력 있는 조직이 간격을 이어 주기 때문에 즉각적이지는 않지만 힘을 전달할 수 있다. 뼈대와 뼈대 사이의 간격을 넘어 전달되는 '지연된 움직임(강체와 강체 사이에 힘을 전달하는 연체로 인해 힘이 일부 소실되거나 지연되어 전달되는 것)'이 가능하다.

밀도가 균일한 강체 사이에서 힘 전달이 일어나는 도미노 현상은 한번 시작되면 스스로 멈출 수 없는 것과 달리 뼈대와 뼈대 사이의 힘 전달은 주로 근육과 인대라는 유연체를 거쳐서 힘 전달이 일어나기 때문에 강체와 강체 사이에서 일어나는 힘 전달에 비해 지연된다. 하지만 연결하는 근육의 수축 정도를 얼마나 단단하게 만들어 내는지에 따라 힘 전달을 얼마나 할 것인지, 어느 타이밍에 할 것인지에 대해 개입할 수 있는 여지를 만들어 낸다.

팔다리가 서로 영향을 주는 보행에서도 보면 팔을 흔들어서 다리의 움직임에 영향을 미칠 수 있는데 팔과 몸통, 다리를 이어 주는 근육이 팽팽하거나 느슨한 정도에 따라 오른팔에서 시작된 움직임에 따라오는 왼쪽 다리까지의 영향을 빠르게 당기거나 느리게 일어나게 할 수 있다. 보행 패턴 간에 일어나는 사지가 서로에게 주는 영향은 각각의 훈련이나 능력에 차이가 난다면 그저 영향에 그칠 뿐 절대적인 효과를 이끌어 내지는 않는다.

단거리 육상선수가 결승전을 앞두고 팔을 격렬하게 흔드는 것과 일반인이 깜빡이는 신호등 앞에서 팔을 격렬하게 흔드는 것은 격렬함에서 전해지는 다급함은 같다. 하지만 다리에 느껴지는 영향력에서는 현저한 차이가 나게 된다.

연체에서 일어나는 힘의 전달도 같은 원리이다. 가죽으로 만든 채찍을 휘두르면 손잡이에서 시작된 가벼운 동작에도 채찍 끝에서는 소닉붐이 일어나지만, 고무줄로 된 채찍은 늘어나 버리느라 흐느적거리게 된다.

그러나 팽팽하거나 뻣뻣한 연결이 무조건 좋다는 이야기는 아니다. 간격이 충분히 유지되는 유연함이 있어야 움직임을 말단부만 움직여서 가볍게 시작할 수 있고, 근육의 긴장에 따라 타이밍을 조절할 수 있어서 전달된 에너지를 필요한 때에 전달하는 유연한 힘의 전달이 가능하다. 또한 전달되는 힘을 각 관절에서 나누어 분산시키거나 각 관절에 머물러 지연시키는 정도에 따라 나누어서 해소할 수 있다.

관절이 제공하는 안정성과 유연성 그리고 그 역학적인 이득을 살펴보았다. 하나 이상의 관절이 협력할 때, 안정성이 증가하고 힘과 지구력의 이득이 창출된다. 이는 도르래나 지렛대로 해석될 수 있는 역학적 이득이라고 할 수 있다. 우리는 운동을 근력의 비대를 위해 하나의 관절을 고립시켜 반복하는 행위로 생각하기 쉽지만, 운동은 목적을 수행하기 위한 신체와 정신의 훈련이기에 힘의 증폭, 거리의 확장, 무게중심의 효율적인 이동, 부하의 공간적 및 시간적 분산 등 다양한 역학적인 전략이 포함된다.

고립을 통한 근력운동의 수행 또한 치료적 측면에서 선택적으로 신체를 자극하고 교정하는 데 유용하지만, 요리의 성공이 많은 소금에 달린 게 아닌 것처럼, 고립 운동도 전체적인 운동 수행 능력을 위한 요소로 필요한 만큼 적당히 포함되어야 한다고 본다. 이는 치료사로서 정상 기능 유지나 복구에 대한 고찰이며, 미용을 위해 고립 기법을 추구하는 것도 존중할 수 있는 취향이다.

관절은 근육의 효율을 증가시키기 위한 여러 장치를 가지고 있으며, 이를 이해하면 통증과 손상으로부터 관절을 보호하고 건강한 움직임을 유도할 수 있다. 예를 들어, 재활병원에서 사용하는 FES 기계를 통해 마비된 근육에 전기 자극을 주면 근육이 수축하고 관절을 움직이게 하는 효과를 볼 수 있으나, 일상적인 움직임과는 다르게 금방 지치는 현상을 관찰할 수 있었다. 이는 신경계를 통한 최적화된 전기적 신호가 아닌 것도 있지만, 관절의 역학적 이득을 이끌어 내는 조화로운 수축을 재현할 수 없는 이유이기도 하다.

이제는 몸을 다루는 여러 직업들 사이에서 근막 경선이라는 개념이 알려졌다. 우리의 몸은 근육 다발로 독립적으로 움직이는 듯하지만, 실제로는 근막이라는 조직이 관절을 넘어 근육과 근육 사이에 긴장을 연결한다. 이 광범위한 벨트는 관절이라는 도르래 위에서 역할을 한다. 무질서한 연결은 움직임을 옭아매지만, 관절은 도르래 장치 위에서 벨트의 연결을 역학적인 이득으로 풀어 내어 질서정연한 움직임을 구현해 낸다.

03 고장 난 기계: 관절 문제와 그 해결책

○ 아무리 치료해도 낫지 않는 이유

관절은 인체에서 중요한 역할을 수행하며, 특히 운동 중 충격을 흡수하고 안정성을 제공하는 기능이 두드러진다. 관절이 충격을 흡수하는 원리는 관절 연골과 활액에 의해 결정되며, 특정 운동이 관절에 미치는 영향도 크다. 예를 들어, 축구나 농구와 같은 고강도 운동을 할 때, 관절은 굉장히 많은 하중을 받게 되고, 이 경우 관절 연골은 충격을 분산시켜 뼈와 다른 연부조직이 손상되는 것을 방지한다. 관절의 자연적인 구조와 연골의 탄성 덕분에, 이러한 스포츠에서는 관절이 안정성을 유지할 수 있으며, 이를 통해 우리는 다양한 운동을 안전하게 수행할 수 있다.

이와 같은 생리적 기능은 결국 신체 활동의 지속성을 더하는 데 큰 역할을 한다. 그러나 이러한 생리적 기능만으로 충격과 마찰에 대응하려 한다면 에어백만 믿고 범퍼카를 몰듯이 마구잡이로 운전하는 것과 다름없다. 무릎관절의 충격을 줄이기 위해 좋은 쿠션의 신발이나 기능성 깔창으로 대응하는 방식 또한 좋은 에어백이나 좋은 안전벨트를 장착하는 것에 지나지 않는다.

운전을 잘하는 것과 에어백을 장착하는 것, 둘 중 어느 것이 더 중요할까? 필자는 에어백이 잘 작동해도 사고를 막을 수 없다는 지극히 당연한 이야기를 하고 있다. 우리가 신체를 운전하는 것에 실패한 경우의 수를 말이다. 〈2. 움직임의 예술〉에서 이야기한 역학적인 장치를 떠올려 보면 운전 중 어느 부분 때문에 사고가 난 것인지 이해하는 데에 도움이 될 것이다.

앞서 자세를 설명할 때 집보다는 텐트라는 비유로 긴장 복합체를 설명했다. 우리 몸은 이른바 바른 자세라는 긴장의 평형상태에 있다가 자주 쓰이는 움직임의 영향을 받아 일부의 긴장이 증감하고 평형의 위치가 이동(자세의 변화)한다. 바르지 않은 자세가 되는 원리이다. 근육이나 인대와 같은 긴장성 구조물의 긴장이 엉키고 이에 영향을 받아 뼈대의 정렬도 틀어지면, 자세는 점점 엉킨 실타래처럼 자리 잡는다. 이 과정에서 관절은 일상생활을 소화하면서 관절면의 이탈이나 과부하에 노출되고 통증이라는 신호를 통해 내구성의 위험을 경고한다. 통증은 조직의 내구성이 위협받고 있다는 증거이며 마찰은 주로 관절의 내구성을 갉아먹는 힘의 한 종류이다.

마찰을 증폭시키거나 그 자체로도 관절을 파괴하기 위한 공격력을 가지는 힘의 종류로는 압력, 전단력, 비틀림, 굽힘 등이 있다. 이런 힘의 종류는 원래 몸의 분절을 고정하거나 안정성을 증가시키고, 관절을 미끄러지게 하고, 힘의 방향 전환을 꾀하고, 거리를 조절하는 데 쓰인다. 그러나 관절의 위치가 어긋나거나, 수축하는 타이밍에 힘이 협력하지 못하거나, 움직임의 활용이 특정 각도나 방향으로 제한되면 관절을 파괴하는 힘이 되기도 한다.

역학적 이득이 소실되면 강력한 근육의 힘이 있음에도 일상적인 움직임조차 무리를 줄 수 있다. 크게 무리하지 않는 손목에 과사용증후군이 오는 경우, 남들과 비교해 특별히 많이 걷지 않는데 발의 변형이나 족저근막염이 오는 경우, 볼펜 따위를 들다가 허리를 삐끗하는 경우 등 방사선 검사를 해 봐도 아직은 조직에 이렇다 할 손상이나 증거가 없음에도 통증이라는 신호가 반복되는 경우에는 아직 조직의 손상으로 나타나지 않은 파괴적인 힘이 쌓이고 있음을 어렵지 않게 짐작할 수 있다.

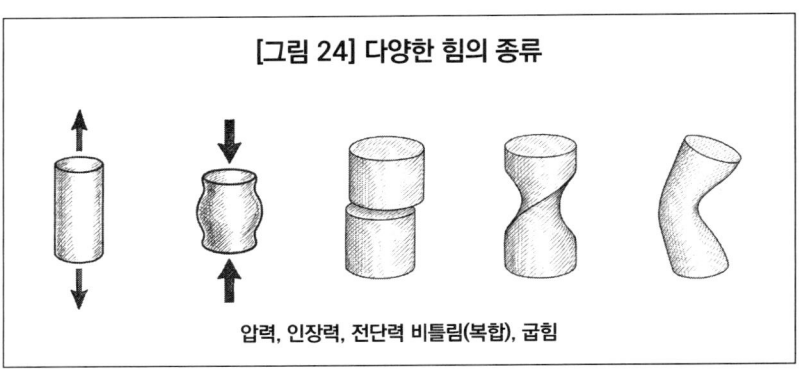

파괴적인 힘의 축적은 대부분 스스로 만들어 내는 근육의 작용이 얽히고 부조화를 이루면서 쌓인다. 마치 브레이크와 액셀을 동시에 밟는 것처럼 말이다. 그렇기 때문에 근골격계에 문제가 생겼을 때 우리는 근육에 잘못된 작용이 발생했거나 안정화를 위한 협력이 실패한 것을 의심하는 것이 당연하다.

그러나 문제는 몸을 공부하는 많은 사람이 해부학을 배우게 되면서 근육의 기시와 정지를 외우고 인체를 관상면, 시상면, 수평면으로 나누어 각 면의 정지점에서 기시점으로 수축하는 결과만을 상상한다는 것이다. 이에 신체 전반의 사실적인 움직임을 이해하는 것에는 어려움을 겪는다.

질환의 분석을 위해서 면밀하게 정보를 분해하고 조립하는 것은 필요한 일이지만 더 필요한 것은 정보를 어떻게 분류하고 묶어 갈 것인지에 대한 통찰이며, 이는 성공적인 임상 결과에 반드시 필요한 능력이다. 질환의 역치에 도달하지 못하지만, 충분히 질환으로 발전하고 있는 상태, 질환을 진단받고 치료에 성공했으나 다시 질환으로 회귀하는 상태의 사람들에게는 더더욱 말이다.

하지만 많은 경우에 실패한 움직임으로 인한 통증은 주동근(해당 움직임을 일으키는 주 근육)의 무능력(근력 약화, 단축, 협응 능력 저하)으로 치부하고 강력한 이완이나 끝없는 재활 운동으로 윽박지르며 혼내듯 접근한다.

습관성 발목염좌 환자의 발목 강화 운동이 고관절 외전근의 실패를 떠안고 있을 때의 참담함은 발목의 외전 근육에 인간적인 동정이 일어날 정도다.

[그림 25] 습관성 발목염좌가 일어나는 예

무게중심이 오른쪽으로 편향된 환자의 강력한 오른쪽 발목 외전근에도 습관성 발목염좌가 일어난다.

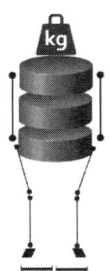 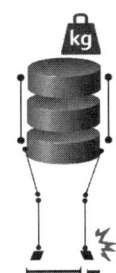

무게중심이 한쪽으로 치우치면 기본적으로 더 많은 부하를 감당해야 한다.

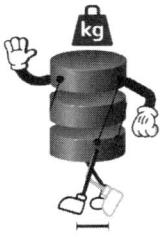 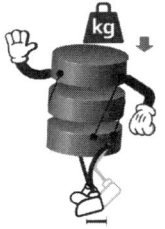

무게중심이 한쪽으로 치우쳐서 고정이 되면 상대적으로 짧은 시간 안에 착지를 해야 한다.

인체는 복잡한 역학적인 장치를 장착한 긴장 복합체이다. 구체인형에 근육을 붙여 수축하는 것을 상상하던, 그간에 인체를 바라보는 방식을 환기하고, 해밀턴이 이야기한 최소작용의 원리를 떠올리는 것을 제안한다. 빛이 매질을 통과할 때 필연적으로 굴절되지만 아무렇게나 굴절되는 것이 아니라 최단 거리로 도달하는 원리처럼, 근육의 작용도 그저 최단 거리에 가까워지려는 것이고 그저 가벼운 쪽이 무거운 쪽으로 혹은 더 많이 연결되어 더 많은 무게를 결합한 쪽으로 가까워질 뿐이다.

또한 붙어 있는 뼈마디의 회전축에서 멀수록 강한 토크를 가질 뿐이며, 역학적인 관절 장치를 매질을 통과하는 빛처럼 지나갈 뿐이며, 물레바퀴를 지나가는 물줄기처럼 관절을 작동시킬 뿐이다.

사례로 언급한 습관성 발목염좌에서 발목은 피해자(현상)이며 사람마다 특징과 사연이 달라 가해자(원인)를 어느 한 원인으로 특정하기 어렵지만, 힌트를 주자면 대체로 가해자는 훨씬 힘센(영향력이 큰) 관절 중에 있다.

근력운동을 통해 치료를 도모할 때 고려되어야 할 것들

Q. 아래 질문에 대해 '예'인 경우 근력 약화 의심
① 테스트상 근력이 약한가?
② 실제 근육의 크기가 작아져 있는가?
③ 근육의 탄력이 줄어들어 있는가?

Q. 아래 질문에 대해 '예'인 경우 인접한 근육 또는 관절과 협응 실패 의심
① 관절가동 범위는 저하되어 있는가? 과가동인가?
② 인접한 관절의 저가동이나 과가동이 있는가?
③ 근위관절의 약화가 있는가?
④ 협력수축 하는 근육의 문제가 있는가?

> **Q. 아래 질문에 대해 '예'인 경우 역학적 장치의 축 이동 의심**
> ① 반대쪽 관절의 가동 범위 단축이나 약화가 있는가?
> ② 특정 각도에서 더 약해지는가?
> ③ 자세에 따라 더 약해지는가?
> ④ 반복적으로 근력 강화에 실패하는가?

○ 손목 과사용증후군의 원리

한편 손목에서는 과사용이 반복되어 손목의 힘줄과 인대가 반복적인 마찰을 겪게 되고 염증이 생기거나 두꺼워지는 일이 있다. 대표적으로 건초염이나 손목터널증후군이 있는데 이러한 경우에도 손목관절을 죄인으로 만들어 고통스러운 약물과 충격파 그리고 강화 운동을 통해, 손목 과사용증후군을 일으킨 이유를 자백할 때까지 혼내는 경우가 흔하다. 하지만 알고 보면 생각보다 일상을 벗어나지 않는 범위의 사용에도 일어나고, 남들만큼만 쓰는데도 일어나고 혹은 남들보다 덜 쓰는데도 이런 현상들이 일어난다. 왜 그럴까?

**[그림 26] 근위 관절의 가동성 저하는
연결된 원위 관절의 가동성 증가로 보상된다.**

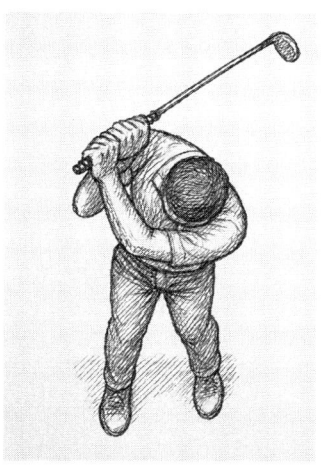 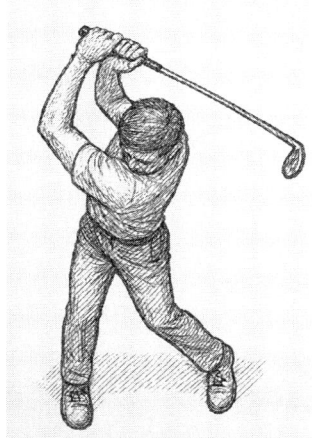

골프와 같은 회전운동에서 골반과 체간의 회전 감소는 팔꿈치와 손목의 보상으로 과사용을 유도한다. 위의 그림에서 두 사람이 의도하는 바가 같다면 하체와 체간의 움직임이 부족한 오른쪽 그림이 팔과 손목을 더 과사용하게 된다.

스윙에 필요한 움직임은 발에서 골반까지의 하체의 움직임과 체간에서의 움직임 모두 동원된다. 스윙뿐만 아니라 일상생활에서의 모든 손목 관절의 활용에도 체간을 비롯한 여러 관절의 협력이 있어야 효율적인 결과로 이어진다.

[그림 27] 근위 관절의 불균형은 원위 관절의 불균형을 강제한다

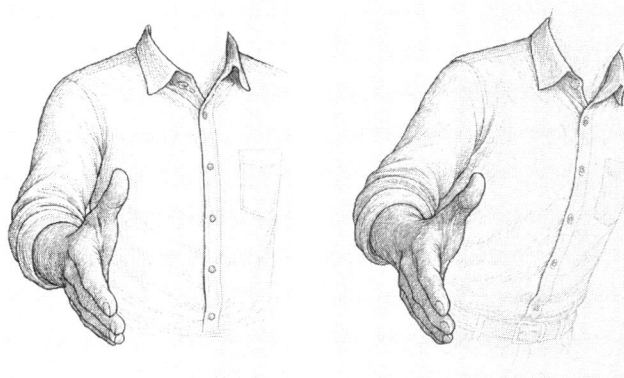

기울어진 체간에서 보이는 손목의 엎침과 뒤침의 차이

앉은 자세에서 양쪽 손을 뒤침으로 해서 손바닥 기울기를 본다. 오른쪽으로 체간을 기울이면 손바닥 기울기는 체간에 대해서는 같지만 도구와 기구에 대해서는 다른 기울기를 가진다. 이때 체간 기울기를 회복하지 못하는 상태라면 손목이 도구나 기구를 쓸 때 손목의 엎침이나 뒤침을 과도하게 사용하게 하고 과사용을 유발할 수 있다. 실제 치료에는 더 많은 변수가 고려되어야 하지만 이 원리는 다양하게 응용되어 상대적인 관절의 과사용을 해석할 수 있는 개념이다.

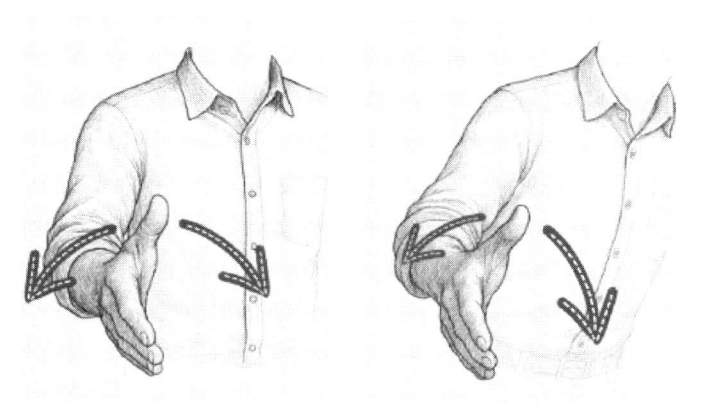

체간의 기울기에 따라 손목의 상대적인 가동 범위 제한은 의도하지 않는 과사용을 유발한다. 그렇기 때문에 의외로 체간의 불균형이 손목의 과사용을 만들어 낫지 않는 과사용증후군을 일으킨다. 이 원리는 발목도 같은 원리로 적용된다.

손목 과사용증후군은 손목 관절 부위의 반복적인 움직임이 과도해지거나 해당 부위의 과도한 스트레스로 인해 발생한다. 예를 들어, 반복적인 움직임으로 인한 키보드 타이핑, 스마트폰 사용, 조립 작업, 악기 연주 등 특정 움직임을 계속 반복하면 손목과 주변 조직이 지속적인 압박을 받게 된다. 그러나 위와 같이 타당한 과사용의 이벤트가 없었고 그저 일상적인 활용에 그쳤음에도 체간이나 어깨 등 손목에 비해 근위관절의 저가동성이 있다면 신체 전반이 참여하는 연쇄적인 움직임 안에서 목적하는 힘이나 범위의 총량을 보상하기 위한 말단의 과사용을 발생시킨다 (간격과 연결의 연쇄적인 움직임).

손목과 같은 사지의 말단에 과사용증후군이 오는 경우는 원위관절에 비해 근위관절의 움직임이 줄어드는 경우를 염두에 둬야 한다.

골프 환자의 방아쇠 수지 환자의 치료 사례

60세 골프 환자는 그립을 쥘 때 오른쪽 3번째 중지에서 통증을 호소한다. 오른쪽 외측상과염(테니스 엘보)도 있다. 일상생활에서는 통증이 없으나 강하게 손잡이나 물체를 쥘 때 통증이 나타난다. 주사를 맞으면 통증은 줄어들지만 몇 년째 통증이 반복되어 괴롭다고 한다.

① **중지의 통증 원인**: 위의 환자는 주먹을 쥘 때 엄지와 검지의 힘이 상대적으로 현저히 약했다. 오른쪽 견관절의 내회전이 충분히 기능하지 못해 골프채를 쥘 때 협력하지 못하는 것으로 보였다.

② **중지의 통증과 팔꿈치 통증의 원인**: 경추의 왼쪽 회전과 체간의 오른쪽 회전이 제한되어 있다. 백스윙 시에 오른쪽 팔꿈치의 과사용을 유도하는 원인이 되었으며, 이는 오른쪽 엄지와 검지의 참여가 일어나기 전에 클럽에 공이 맞는 타이밍으로 유도했을 것이다.

③ **어떤 식으로든 체간과 상지의 과사용이 일어나는 원인**: 왼쪽 고관절의 내회전 기능이 떨어져 있었다. 스윙에서 체간과 상지 그리고 손에 이르기까지 회전을 위해 더 많은 보상을 요구하는 것이 원인이 되었을 것이다.

○ 발의 변형이나 족저근막염이 오는 원리

발과 발목관절은 우리가 서기 위해 균형을 잡거나 걷기 위해 체중을 옮겨 지면을 딛을 때, 지면의 형태나 상태에 따라 달라지는 충격과 흔들림에 반응하기 위한 최전선에 있다. 무릎관절은 발목과 체간 사이의 강력한 충격 흡수와 거리 조절 능력을 지원하고 고관절은 체간의 기립과 흔들림에 대한 제어뿐만 아니라 신체의 전진에도 강력한 지분을 갖는다.

발바닥 통증이 나타나기 시작했다는 것은 발과 발목관절, 무릎관절, 고관절 전반의 기능이 지면으로부터의 충격에 대응해 제 기능을 하지 못했다는 것이다. 각 관절이 제 기능을 하지 못하는 동안에 발과 발목은 지면과의 최전선에서 아치의 변형과 염증을 견뎌야 하기 마련이다.

발의 아치 구조가 낮아지게 되면 족저근막에 가해지는 장력을 증가시키기도 하고 비만이나 체중 증가로 인해서도 발바닥에 가해지는 압력이 높아지기도 한다. 또한 이러한 상태에서는 충격 흡수가 잘 안되는 딱딱한 신발이나 지지력이 부족한 신발을 신으면 족저근막이 과도하게 긴장된다.

그 결과로 족저근막의 미세 손상 및 염증이 생기고 발뒤꿈치의 통증, 특히 아침에 첫걸음을 디딜 때 아주 아프거나 장기적으로 근막의 섬유화나 발뒤꿈치 뼈 돌출(Heel Spur)이 발생하게 된다.

> **발의 통증이나 족저근막염에서 관찰되는 발의 변형**
>
> ① **평발(Flat foot):** 발의 내측 아치가 무너져 체중이 발 안쪽으로 쏠린 것이다. 이는 발목, 무릎, 허리까지 부정적인 영향을 미친다.
>
> ② **요족(High arch foot):** 발바닥 아치가 과도하게 높아 체중이 발뒤꿈치와 앞꿈치에 집중되어 충격 흡수가 어려워진다.
>
> ③ **불균형한 체중 분배:** 잘못된 신발 착용 방식이나 걸음걸이로 인해 특정 부위에 하중이 집중된다.
>
> ④ **족부 근육 약화:** 발 근육이 약해지면 아치 지지가 줄어들고 발의 정렬이 어긋난다.
>
> ⑤ **유전적 요인:** 선천적으로 발 구조가 비대칭이거나 약한 경우도 있다. 그 결과로 발가락 변형(예: 무지외반증), 체중 분배 불균형으로 인한 통증 및 피로, 발바닥 피부의 굳은살 및 발목, 무릎 통증이 발생하게 된다.

족저근막염의 직접적인 원인은 발바닥의 족저근막에 과도한 장력이 가해지면서 염증이 발생하는 것이다. 이 과도한 장력은 반복적인 충격으로 인한 것이며 걷기, 달리기, 점프와 같은 반복적 동작은 발바닥 근막을 지속적으로 늘어나게 하거나 손상시킨다. 특히 오래 서 있는 직업군에서 흔하게 나타난다.

그러나 주목해야 할 것은 걷기, 달리기, 점프, 오래 서 있기 등은 누구나 할 수 있고, 발바닥에 충격을 주는 행위를 하는 모두에게 족저근막염이 필연적으로 오지는 않는다는 것이다. 발바닥에 충격을 주는 행위는 족저근막염을 악화시키는 영향을 주지만 반드시 인과관계를 이끌어 내지는 않는다는 것도 알 수 있다.

흔히 발 아치가 무너지게 되면 발바닥 연부조직의 두께나 상태 등에 집중하게 되는데 이것은 일차적인 접근에 불과하다. 무지외반이나 기능성 평발, 족저근막염에 대한 통증을 실제로 치료해 보면 고질적인 경우일수록 발바닥의 아치나 쿠션에 대한 접근보다는 오히려 체간이 흔들리는 폭이나 방향을 정돈하는 과정에서 증상이 완화되는 경우가 압도적으로 많다.

이러한 접근은 발 아치의 자연스러운 회복에도 영향을 미쳐서 한 번의 치료 직후에도 확인해 보면 약간의 발 아치의 회복을 관찰할 수 있다. 발 아치는 체중 이동 간에 무릎관절과 고관절 그리고 체간의 움직임에 협력하게끔 최적화되어 있기에 관절 간의 영향력을 무시한다면 발바닥만 치료해서는 완전히 회복될 수 없다.

통증이 발과 발바닥을 향하더라도 치료는 발목관절뿐만 아니라 무릎관절과 고관절이 충격 흡수에 참여하는 능력 전반을 고려해야 한다.

부하와 충격이 반드시 통증과 손상으로 이어지지 않는 이유

족저근막염을 악화시키는 걷기, 달리기, 점프, 앉아 있기, 서 있기 등의 동작을 모두 합치면 건강한 사람이 주로 하는 동작이다. 그렇기 때문에 족저근막염을 악화시키기는 하지만 원인이라고 보기에는 인과관계가 부족한 것이다.

① 발바닥에 충격을 주는 행위 + 충격흡수장치 작동 = 충격흡수장치의 활용
② 발바닥에 충격을 주는 행위 + 충격흡수장치 고장 = 충격의 누적

[그림 28] 지면을 딛을 때 작동하는 충격흡수장치

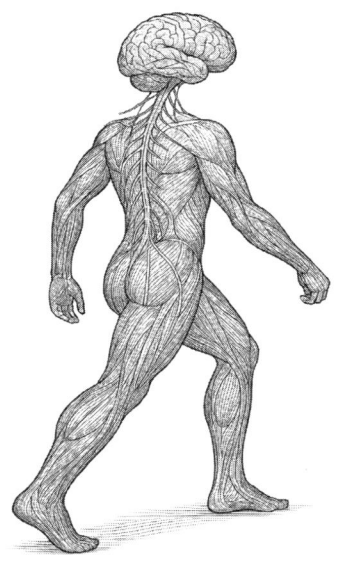

아치 형태의 발과 아치를 받쳐 주는 발 근육

발바닥에 가해지는 충격을 완화하는 충격흡수장치는 보행 중의 발뒤꿈치 닿기 이후, 부하반응기에서 충분한 시간 동안 무릎관절을 펴지 않고 버틸 수 있는 대퇴사두근, 발 아치를 무너뜨리며 펼치는 경골의 내회전을 방어하는 고관절의 외회전 근육 등이 있다. 부상을 방지하기 위해서는 이러한 장치들이 평소에 훈련하고 자극받을 수 있는 충분한 체중부하의 경험이 필요하다. 따라서 때로는 발 근육의 각성, 대퇴사두근의 등척성 운동, 엉덩이 근육의 운동이나 스트레칭, 체중부하가 정상적으로 일어날 수 있는 가동 범위의 확보나 근육의 활성화가 필요하다.

[그림 29] 발 아치를 회복하는 운동 방법

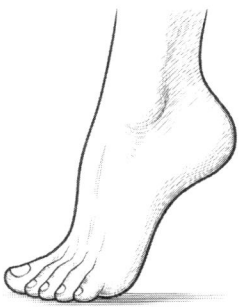

다음은 엄지발가락의 외전(연습으로 되지 않는다면 치료사의 도움 필요) 감각 각성 방법이다.

① 무릎과 발등이 내측으로 쓰러지지 않게 하면서 첫 번째 중족골두를 바닥에 강하게 고정한다.
② 발뒤꿈치를 들어 올리는 동안 무릎과 발등이 내측으로 쓰러지지 않게 하면서 첫 번째 중족골두를 바닥에 강하게 고정한다.
③ 발뒤꿈치를 내리는 동안 무릎과 발등이 내측으로 쓰러지지 않으면서 첫 번째 중족골두를 바닥에 강하게 고정한다.
④ 발뒤꿈치에 있던 체중이 엄지발가락으로 이동하는 동안 아치를 구현하는 연습을 통해 보행 시에도 동일하게 재현할 수 있다.

사실 발아치를 각성하는 운동은 발에만 문제가 있는 경우만 회복될 수 있다. 많은 심각한 증상의 환자들은 고관절이나 무릎관절 또는 체간의 변형으로 인해 발아치 운동만으로는 발아치를 회복하지 못한다.

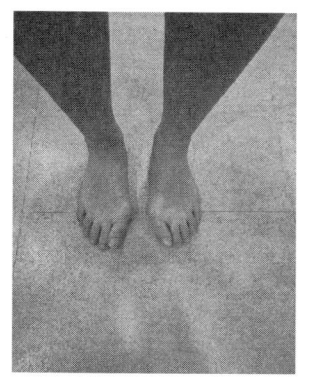	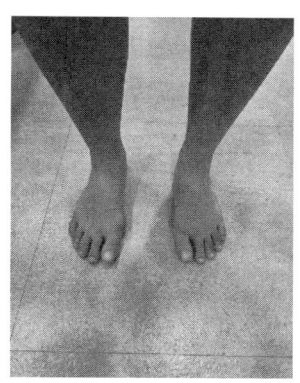
발 운동 전후 무지외반증의 변화	
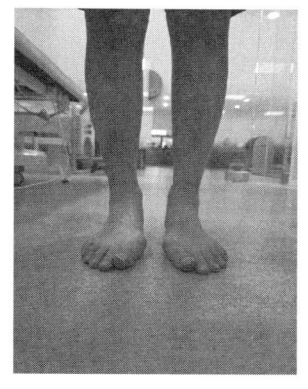	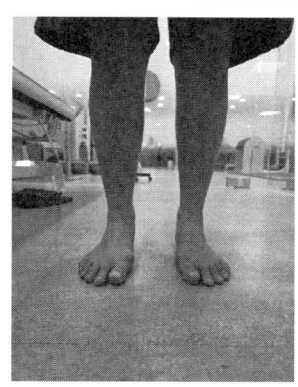
발 운동 및 자세 교정 전	발 운동 및 자세 교정 후

관절 통증의 주요 원인 및 관련 질환

관절 통증은 단순한 노화의 결과로만 보기 어렵다. 다양한 원인들이 복합적으로 작용하며, 그에 따라 서로 다른 질환으로 발전하기도 한다.

아래는 관절 통증의 대표적인 원인들과 그에 수반되는 주요 질환을 정리한 내용이다.

1) 퇴행성 변화: 연골의 마모와 노화
대표 질환은 골관절염(퇴행성 관절염)이다. 나이가 들면서 관절 연골이 점차 마모되고, 이로 인해 뼈와 뼈가 직접 맞닿게 된다. 특히 무릎, 고관절, 손가락 관절에서 흔히 발생하며, 뻣뻣함과 통증이 반복된다.

2) 자가면역 반응: 내 몸이 내 관절을 공격할 때
대표 질환은 류마티스 관절염이다. 면역 체계가 자신의 관절 조직을 이물질로 오인해 공격하면서 염증과 통증을 유발한다. 손과 발의 작은 관절부터 시작해 양쪽 관절에 대칭적으로 증상이 나타나는 경우가 많다.

3) 감염: 외부 침입자에 의한 염증
대표 질환은 감염성 관절염, 반응성 관절염이다. 세균, 바이러스 등의 감염원이 관절 내로 침투하여 염증을 일으킨다. 열과 부기, 급성 통증이 동반되며 빠른 치료가 필요하다. 일부는 소화기나 비뇨생식기 감염 후에 나타나기도 한다.

4) 대사 이상: 몸속의 결정체가 불러오는 통증
대표 질환은 통풍, 가성통풍이다. 요산이나 칼슘피로인산염 결정이 관절 내에 침착되어 심한 염증 반응을 유발한다. 주로 엄지발가락, 무릎, 발목 등에 급작스럽고 극심한 통증이 나타난다.

5) 외상 및 과사용: 반복된 사용과 부상

대표 질환은 외상성 관절염, 윤활낭염, 힘줄염이다. 외부 충격이나 반복된 사용으로 인해 관절 주변 조직에 염증이 생기고, 통증 및 운동 범위 제한이 나타난다. 직업적 반복 동작이나 스포츠 활동과 연관되는 경우가 많다.

6) 소아기 관절염: 성장기에도 찾아오는 통증

대표 질환은 소아기 특발성 관절염(Juvenile Idiopathic Arthritis)이다. 만 16세 미만의 소아에서 발생하는 만성 염증성 질환으로, 원인은 명확하지 않다. 장기적인 관리와 추적 관찰이 필요하다.

2부

정신:
관계로 알아보는 간격과 연결

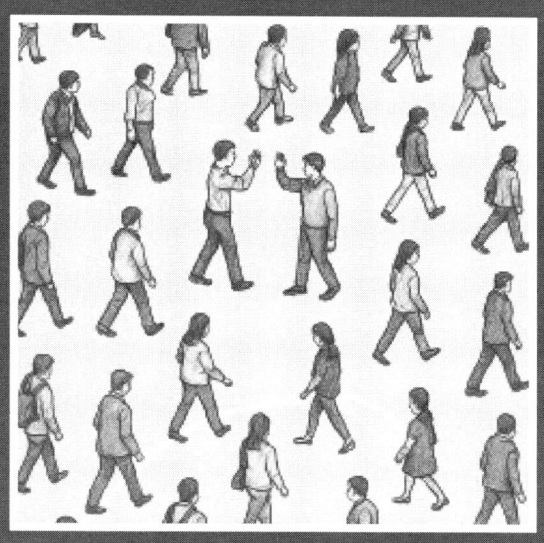

④ 정신적 관절: 신체적 관절의 연결과 비교했을 때 우리 정신은 어떻게 연결되는가?

○ 사람과 사람 사이의 관계에서도
신체의 일부처럼 떼어 놓고는 생각할 수 없는 관계가 있다

학교에서나 직장에서나 내가 추구하는 삶을 살아가는 데 있어, 꼭 필요한 관계이지만 이해할 수 없는 타인을 마주해야 하는 경우가 있다. 이러한 껄끄럽고 불편한 관계는 유지시키거나 발전시키는 데 무엇을 노력해야 하는지 막막해지기 마련이다. 또 어떠한 경우에는 친밀하던 타인이 특정한 화두에서만큼은 기꺼이 대척점에 서서 이해할 수 없는 관계가 되어 거리를 벌리기도 한다.

나의 경험에서는 특히 아내라는 사람이 그랬다. 내 인생을 걸어감에 있어서 아내와의 관계는 반드시 점령해야 하는 전략적 요충지였으나 결과적으로는 수많은 패전을 경험시킨 철옹성이었다.

아내와 나는 재활병원 치료실에서 만났고 서로 각자의 치료 파트 외에는 크게 관심 없는 사람이었는데 같은 직장 같은 공간에서 재활치료를 하면서 겪는 어려움을 공유하다가 친해졌다.

연애할 때부터 우리는 정말 다르다고 생각했었는데 나는 아내가 나를 좋아하지 않는다고 느낀 반면, 아내는 내가 일반적이지 않은 이상한 사

람이라고 느꼈다고 한다. 그 이유를 생각해 보면 서로 만족을 느끼는 간격이 달라서였다.

아내는 그저 같이 있어도 멀찍이 떨어져 누워서 본인이 좋아하는 드라마를 같이 보는 정도에 만족을 느끼는 사람이라면, 나는 각자 할 일을 할지라도 팔짱이나 다리 정도는 걸치고 있어야 만족을 느끼는 사람이었다.

아내는 연애할 때에도 둘 사이에 넉넉한 간격을 유지하려 했다. 나를 좋아하는 게 아닌가 싶어서 독하게 마음먹고 보내 주려고도 해 봤었는데 그때마다 묘하게 적극적으로 관계를 변호하는 아내를 보면서 "아닌가? 좋아하긴 하나?" 하고 다시 화해했었다. 그 후로 얼마 안 가 결혼을 하고 맞벌이하면서도 거의 매일 아침을 차려 주고 일상을 엄마처럼 챙겨 주는 걸 보면 "싫어하면서 저렇게 하긴 어렵지." 하면서 고마워하면서 아내를 이해해 보려고 했다. 하지만 애정 표현이나 스킨십은 극도로 하지 않고 받지도 않아서 오해가 있었다.

아이를 가지기 위해 생활비를 더 확보해야 해서 당시 출퇴근 도합 4시간에 근무 시간이 12시간이 넘는 곳으로 이직하면서 갈등은 더 심해졌었다. 아내의 유난히 차갑게 느껴지는 무뚝뚝함 때문에 나를 싫어하는 사람과 함께 살면서 일도 힘들게 해야 하는 느낌이었다. 그런 느낌이 들어 힘들다고 이야기하면, 더 정성스럽고 열심히 차려진 아침밥이 돌아오는 패턴이라 웃기면서도 답답하고 고마웠다. 아내는 군것질거리를 입에 달고 티브이를 볼 때도 세상 심각한 표정을 짓는 사람이었다. 지금은 보고 있으면 웃기지만 당시에는 이해하기 어려웠던 것이 사실이다.

아내도 최근 몇 년간은 나라는 사람을 이해해 보려 했는지, 시키지도 않은 기계적인 포옹과 따뜻한 멘트가 처음 아침밥을 차려 줬을 때처럼 뚝딱거리며 전해졌다. 몇 년의 시간에도 뚝딱거리는 포옹은 능숙하게 뚝딱거리는 정도로 바뀌었지만 생각보다 만족스럽다. 어떻게 된 건지 생각해 보면 내가 포기하듯이 아내의 간격을 인정하면서부터 아내도 이해되지 않는 화해의 포옹을 시작한 것 같았다.

살아가면서 절대 실패하고 싶지 않은 인간관계는 머무르고 싶은 곳마다 있었다. 떼어 놓고는 삶을 생각할 수 없는 절대 실패하고 싶지 않은 인간관계에서 나와 상대에게 이미 일어난 문제에는 이해와 치료가 필요했다. 머리를 쥐어뜯고 고민하다가 우연한 성공과 우연한 실패들을 얻게 되었는데 이러한 경험을 해석하는 과정에서 자연스럽게 내 전문 분야의 개념을 끌어들였다.

내게는 매우 유용했던 개념이었다. 물리치료사로서 인간관계를 바라보는 시선이 모든 경우를 설명할 수는 없겠지만 특정한 분야에서 깊이 바라보는 시각을 하나 제안함으로써 당신의 시각에서 인간관계를 입체적으로 바라볼 수 있는 단서를 제공하려 한다. 또한 궁극적으로는 관계를 설명하는 과정에서 관절을 의인화하여 관절의 작동 원리를 쉽게 이해하는 효과를 얻고자 한다.

사람의 관절과 관계의 공통점은 간격이 있고 연결이 있다는 것이다. 간격과 연결은 서로 구분되는 개체 간에 존재하는 개념이다. 간격은 존재하는 모든 개체 사이에 존재하고, 연결은 연결하는 모든 개체 사이에서 특별한 간격을 설정하면서 시스템을 부여한다.

개체 간에는 연결하는 장치를 통해 서로 영향력을 주고받으며 움직임이 이루어진다. 견고한 연결 장치는 허용하는 범위 안에서만 움직임이 일어나게 함으로써 상호 작용하는 빈도를 높이고 상호 작용의 범위를 예측하게 하여 신뢰도를 높인다.

예를 들어, 관절의 연결 장치 중 간격이 너무 멀어지지 않게 제한하는 인대와 같이 인간관계에서 정서적인 간격이 멀어지는 정도를 제한하는 요소들이 있다. 가족이나 학교, 직장처럼 소속감으로 정서적인 간격을 울타리 짓는 요소, 결혼 약속이나 근로계약과 같이 정서적 간격이 멀어지는 한계를 확정하는 요소 등은 정서적인 간격이 일정 수준 이상 탈구되는 것을 보호하거나 제한하는 장치이다.

학교라는 울타리를 상상해 보면 학교 안에서 연결되는 관계는 가르치는 사람과 배우는 사람에 대한 역할이 각자 어떻게 움직일 것인지, 어느 영역까지 움직일 것인지에 대한 역할에 신뢰가 있어 관계가 비교적 안정적으로 상호 작용하는 것을 알 수 있다. 선생님이 가르치는 행위를 하면서 학생이 발전하기를 바라는 것, 학생이 더 많은 배움을 기대하면서 선생님에게 존경을 표하는 것은 학교라는 관념적 울타리가 튼튼하기 때문에 가능하다. 이 관념적 울타리는 학교 안에서 관계가 상호 작용하게 유도하여 일어날 수 있는 일의 종류나 범위가 목적에서 벗어나는 것을 억제하는 기능이 있다.

관계 안에서 학교라는 관념이 손상되거나 흐릿해져서 울타리의 영향력이 약해지면 탈구된 관절이 더 이상 안정성을 담보할 수 없듯이 관계의 안정성이 확보되지 못해 가르치고 배우는 행위와 서로를 향한 신뢰가 보호받지 못하고, 개인의 의지나 선의에 기대어 기능할 수밖에 없다.

가족과 직장, 결혼과 근로계약 모두 간격의 멀고 가까운 차이만 있을 뿐 인간관계의 정서적인 간격이 일정 수준 이상 멀어지는 것을 제한한다. 즉, 관절의 인대와 같은 연부조직의 개념이다. 개인의 의지나 선의처럼 상호 작용을 적극적으로 일으키는 것은 관절을 움직이는 수축장치인 근육과 같다. 무거운 고난을 이겨 내고 강해지는 것이 말이다.

결혼을 한다는 건 인대가 관절의 뼈마디를 이탈하지 않게 묶어 놓는 것처럼 정서적인 거리를 밀접하게 제한하는 효과가 있다. 하지만 근육이 관절을 조이고 움직이는 것처럼 개인의 의지나 선의가 관계를 움직여야 한다.

내가 아내와 더 가까운 간격을 취하려 한 것과 아내가 더 넉넉한 간격을 회복하려 한 것이 반복되면서 우리 관계가 밀접하되 서로 부딪치지 않는 적절한 간격을 찾아갈 수 있었다. 그리고 간격의 항상성을 제공하는 인대(멀어지는 것을 제한)와 연골(가까워지는 것을 제한)이 어설프게나마 자리 잡게 되었다.

나는 아직도 아내를 온전히 이해할 수 없고 아내로부터 내가 원하는 간격을 얻어낼 수도 없다. 하지만 아내와의 관계에서 적당한 간격을 더 듬어 찾기 위해 그저 기계적으로 간격을 좁히고 늘려 봤던 것만으로도 우리 사이에 정서적인 영양이 스며드는 것을 알 수 있었고, 내가 무엇을 원하는가와 관계없이 그럭저럭 만족되었다.

지난 실패를 반복하지 않고 더 나은 관계로 발전하기 위해 이러한 경험을 어떻게 설명할 수 있을까 고민했었다. 추상적인 개념이라 스쳐 지나가듯 떠오르다가 흩어지기를 여러 번, 결국 치료하고 있던 환자에게 신나게 설명하고 있는 관절에 오버랩되었다.

인간관계가 어려웠던 나에게는 대단한 발견이었는데 생각해 보니 남들은 다들 아무렇지 않게 잘하고 있는 삶의 일부였다. 그래서 문득 나는 환자의 신체를 치료하고 설명하는 것이 자연스러운 세계에 있으니, 내가 관절과 이 책을 읽는 당신의 일상적인 관계를 겹쳐 놓으면, 당신의 세계에서 나의 세계로 넘어오기 쉽지 않을까 한다.

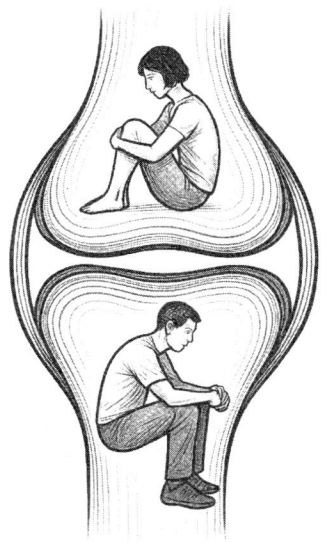

[그림 30] 간격과 연결

두 사람 사이에 서로를 어떻게 대할 것인가를 암묵적으로 결정하면 관계는 시작된다.
① 인장력을 견디는 장치인 인대는 멀어짐을 제한하는 연결이다.
② 압축력을 견디는 장치인 연골/디스크는 가까워짐을 제한하는 연결이다.

관절 모델이 정상적으로 작동하기 위해서 반드시 갖춰야 할 조건이 있는데 그것은 바로 중력이다. 관절은 숨 쉬듯이 중력의 괴롭힘을 버텨내는 고난의 삶을 살아가며 끝내 소모되어 간다. 그러나 고난으로부터 벗어나기 위해 중력을 제거하게 되면 그 즉시 기능이 퇴화되는 딜레마에 빠진다.

이 고난과 퇴화의 딜레마에서 선택받은 일부 건강한 관절은 수많은 경우의 수를 뚫고 최적화된다. 움직임의 역사가 관절에 새겨지는 것이다.

인간관계는 관절의 중력처럼 일상적으로 부하를 주고, 부하를 통해 관계와 개체에 성장이 일어나도록 압박하며, 내부 또는 외부로부터 부하가 증가하는 요인이 나타나기도 한다. 자세(스탠스)에 따라 이어진 관계 전체가 나누어 부담하거나 특정한 관계에 오히려 부하가 집중되기도 한다. 도대체 이 중력과도 같은 개념은 무엇일까?

떨어지는 사과를 보고 거대한 지구에서 작용하는 중력을 발견한 아이작 뉴턴처럼, 인간관계를 거대한 네크워크로 보고 이곳에 작용하는 힘을 발견하기 위해 시야를 좁혀 보았다. 내게 최초의 사회였던 가족으로 관찰의 영역을 좁혀 나가자, 아버지와 나의 관계에서 끌어당김이자 떨어짐이었던 그것이 조금씩 보이기 시작했다.

이해를 돕기 위해 잠깐 나의 이야기로 초대하겠다. 아버지는 아들이 당신 곁에서 안정적인 공무원과 같은 직장을 갖고 살길 바라셨다. 하지만 나는 고시원에서 살지언정 고향을 벗어나 서울로 상경하는 것이 좋았다. 일종의 도피였고 아버지가 지배하는 삶에서 벗어나 나도 남들처럼 살아 보고 싶은 욕심이 있었다.

처음 취직한 재활병원에서 받은 월급은 100만 원 남짓이었다. 처음 몇 달은 월세와 교육비 등을 내고 나면 아무것도 할 수 없었지만 준비한 치료가 생각보다 잘돼서 빠르게 환자들에게 인정받고 재미있게 일할 수 있었다. 인천에 있는 분원으로 파견 가고 나서는 베란다에 기숙사를 만들어 지내면서도 그렇게 좋을 수가 없었다.

그저 일하고 인정받는 사실에 마냥 좋아하던 어느 날 치매가 걸린 노년의 뇌졸중 환자를 만나게 되었다. 보호자도 몸이 온전치 않아 투석을 받으며 간병을 해야 하는 힘겨운 상황이었다. 보호자는 노모를 걷게 하는 것이 사명인 듯 필사적으로 재활을 도왔다. 치매가 온 환자가 재활을 거부하는 것은 보호자에게 별로 중요하지 않은 모양이었다. 환자의 상태가 조금씩 나아질 때마다 보호자의 기대치가 올라가는 것이 보였다. 운 좋게 진도가 좀 나가는 날은 마침내 곧 걷겠다고 하는 보호자의 말에 턱끝까지 차오르는 부담이 느껴졌다. 준비한 치료가 바닥나고 교육받은 내용은 아직 서툴렀던 탓에 초조하고 두려웠다. 어떻게 얻은 인정받는 삶인데 이대로 무능을 들키고 망칠 수는 없었다. 보호자의 기대 어린 시선은 어떤 압박이나 요구보다 시간을 치열하게 쓰게 만들었다.

여러 날의 힘겨운 시간 끝에 마침내 첫발을 떼고 열 발자국 정도 걸을 수 있었다. 하지만 숨 막히는 기대치로부터 벗어날 수 있었던 건 재활의 성공 덕분이 아니었다. 떼쓰는 아이가 된 할머니의 강력한 재활 거부 때문이었다. 관절의 기능을 얻어 낸 것과는 별개로 환자의 독립적인 이동에는 실패했지만, 의외로 보호자는 나의 무능을 들추어내지 않았고, 그저 수고했다고, 고맙다고 했다.

피 말리는 실패에 대한 두려움을 겪고 나자, 기대를 받을 때 솟아오르는 고양감을 경계하게 되었다. 이후에 집에 내려갈 일이 있었는데 오랜만에 깊이 잠들고, 긴장이 풀리는 것을 느낄 수 있었다. 아버지는 못미더운 자식이 그저 사회생활이나 멀쩡히 하길 기대하셨고, 어머니는 건강 주스와 매실액이 들어간 요리를 맛있게 먹어 주기만을 기대하셨다. 지긋지긋하고 대수롭지 않게 생각한 잔소리였는데 그날은 문득 '어른이 되는 것은 여기서부터 해야 하는구나.' 하는 생각이 들었다.

사회에서의 기대치에 대응해서 어떤 자세를 취해야 할지 모를 때 내가 해야 할 것은, 중력에 대응해서 위태로운 자세를 취하는 아이처럼, 기대치가 낮고 안전한 바닥에서 뒹굴고 기고 일어서는 발달에 대한 경험을 쌓는 것이었다.

가족은 마치 체간과 척추처럼 관계의 뼈대였다. 사회 속 관계들은 거기서 뻗어 나가는 팔다리의 관절과 같았다. 이러한 관계는 외부나 서로의 기대로부터 가해지는 갈등을 견뎌 내면서 기능한다. 아주 어린 시절, 배고픔에 울고 있던 당신과 당신에게 당연히 제공되어야 할 것들에 대한 주변의 기대를 기꺼이 감내한 부모가 있었다. 성장하면서는 부모의 기대를 마주하는 당신이 있었을 것이며, 사회로 나아가면서 마주한 수많은 기대와 그것을 소화한 당신이 있었을 것이다.

일상생활 속에서 당신이 사회의 어디에 속해 있건 주변으로부터 직업적으로나 개인적으로 관계를 맺고 사회를 이루고, 관계를 통해 기대를 전달받으며 살아가는 것은 지구 안에서 중력을 전달받으며 기능하는 관절과 같이 일상적인 행위이다. 그 과정에서 뗄 수 없는 밀접한 관계를 맺어 가면서 성장한다. 그들 또는 연장된 관계로부터 내가 도움을 받거나 또는 모두와 함께 사회의 기대를 소화하는 일 또한 지극히 일상적인 행위이다.

> **ADL: activities of daily living**
>
> "사회로부터 기대되는 바를 수행할 수 있는가?"라는 질문에 긍정으로 답을 한다면 치료가 완료된 것이다. 이는 정상적인 인간을 구분하는 기준이기도 하다. 위의 질문에서 기대는 성별, 나이, 문화, 직업적, 사회적 위치 등 다양한 조건하에서 당연하게 여겨지는 것들을 당연히 수행할 것이라는 기대이다.

우리가 태어나 중력에 노출된 이후에도 척추의 발달에는 시간이 필요하다. 마찬가지로 가족관계의 발달 또한 당신이 사회에 뛰어들고 나면서부터 시간을 먹고 경험을 수집하면서 발달한다. 부모 슬하에서의 자식으로서의 삶을 시작으로, 결혼을 통해 부부관계를 이루고 자식을 낳아 부모가 되는 관계를 쌓으면서, 당신에게 전달되는 기대치는 무거워진 몸에 가해지는 중력처럼 늘어난다. 하지만 그 중력으로 인해 온전히 성장한 체간의 관절들과 관절을 가로지르는 항중력근(중력에 저항해서 자세를 유지시키거나 동작을 구현하는 근육)은 훌륭하게 관절을 지탱하고 성장하고 적응한다.

물론 어린 나이에 명문 대학을 조기 졸업하는 소설 속 주인공과 같은 천재가 있듯 몇몇 판타지 속의 주인공들처럼 훌륭한 자질을 갖추고 사회로 나오는 사람도 어딘가에는 있을 것이다. 하지만 우리는 대부분 자녀와 부모로서 가족을 이루며, 호락호락하지 않은 사회의 저항을 뚫고 나아가기 위해 서로를 필사적으로 지탱해 가며 리더십과 팔로워십을 배운다. 구성원으로서 리더로서 역할을 뻗어 나아가기 위해 우리는 자녀로서 어떤 역할을 지탱해야 하는지, 부모로서 어떤 역할을 지탱해야 하는지에 대한 경험을 쌓는다. 이러한 경험이 모여, 체간의 코어근육이 발달하는 것처럼, 사회 역할에 중심이 되는 코어 관계가 발달하게 될 것이다.

또한 독립하여 가정을 이룬 이후에는, 독립 이전에 속해 있던 가족과 사랑하고 갈등을 겪으며 만들었던 사건을 이해하고 복선을 회수하며, 성장하는 서사가 있는 이야기의 주인공이 되어 갈 것이다.

[그림 31] 항중력근의 발달 모델(사회인으로서 홀로 서는 과정)

중력은 사회에서 기대되는 바, 항중력근에 가해지는 일상적인 저항이다. 머리를 가누고, 뒤집고, 배밀이하고, 구르고, 기고, 앉고, 서고, 흔들고, 걷고 하는 것처럼 사회에서 기대되는 바를 견뎌 내고 적응해 가면서 결국에는 손쉽게 수행해 내며 아무렇지 않게 보폭이 넓어지는 순간에 도달한다.

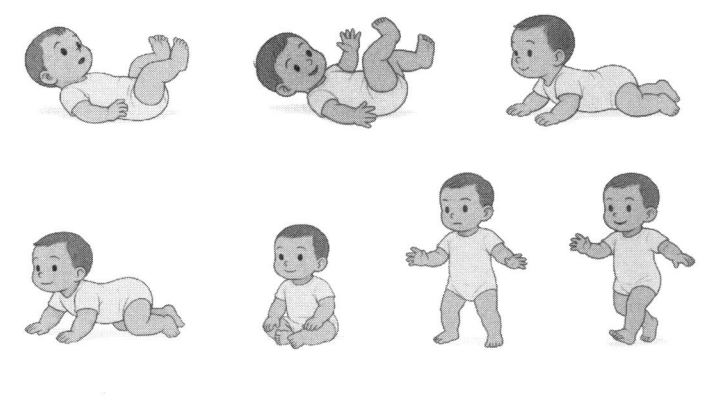

○ 사람과 사람 사이의 간격을 이해하는 데 관절 모델이 적용되었다

　사람의 관절과 인간관계가 가진 공통점은 간격이 있고 연결이 있다는 것이다. 간격과 연결은 서로 구분되는 개체 간에 존재하는 개념이다. 간격은 존재하는 모든 개체 사이에 존재하고, 연결은 존재하는 모든 개체 사이에서 특별한 간격을 설정한다. 연결로 설정된 특별한 간격은 시스템을 형성하고 역학적인 상호 작용을 주고받는다. 인간관계를 구성하는 개체와 상호 작용을 하거나 시스템을 해석하기가 어려운 것은 인간을 해석하기 어렵기 때문이다.

　그러나 우리가 컴퓨터의 기계어를 몰라도 윈도우와 같은 운영프로그램 사용을 통해서 컴퓨터를 활용할 수 있는 것처럼 인간 자체는 해석할 수 없지만 간격과 연결을 효과적으로 작동시키고 있는 시스템은 이미 가지고 있다. 그리고 그 응용 또한 신경계와 근골격계에서 효과적인 전략으로 이루어지고 있다.

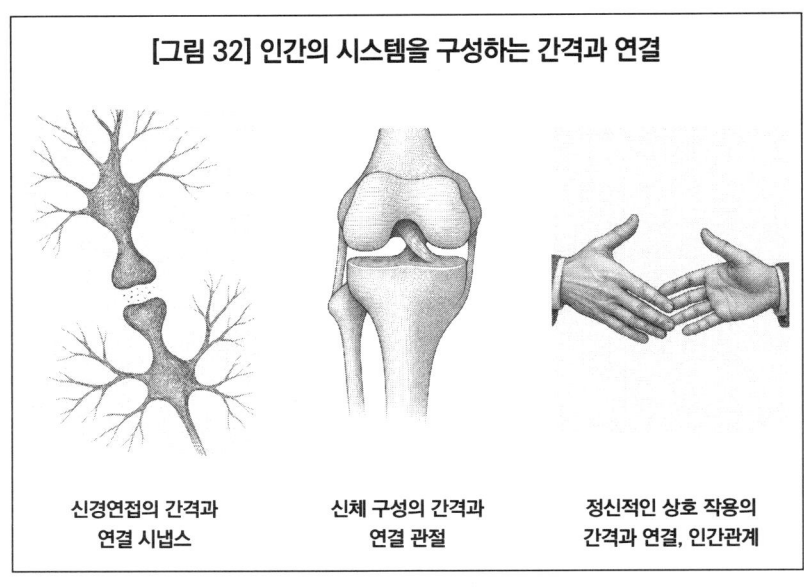

[그림 32] 인간의 시스템을 구성하는 간격과 연결

신경연접의 간격과 연결 시냅스 / 신체 구성의 간격과 연결 관절 / 정신적인 상호 작용의 간격과 연결, 인간관계

　인간관계를 이해하기 위한 비유로 관절 모델이 효과적인 것은 인간관계에 대한 새로운 이론이나 체계를 만드는 것이 아니라, 실제 관절에서 일어나는 일을 바탕으로 비유를 하기 때문이다. 이에 위대한 물리법칙과 신경해부생리학을 탐구하는 것으로 인간의 시스템에 녹아 있는 간격과 연결을 읽고 효과적인 전략을 채굴하여 활용할 수 있다.

　역학적이고 생리적인 이야기에 앞서 관절 모델의 역학과 전략이 정상적으로 작동하는 중력과 기대치에 대해서 한 번 더 짚고 넘어가고자 한다.

　우리는 매일 중력을 이겨 내며 살아간다. 눈에 보이지 않지만, 중력은 늘 우리 몸에 작용하고 있다. 이러한 중력에 저항하며 움직이는 과정이 일상생활이며 더 적극적으로 중력에 맞서는 행위가 바로 '운동'이다. 근육은 중력의 저항을 감당하면서 발달하고 유지된다. 뼈 또한 마찬가지다. 중력은 뼈에 압력을 가하고, 그 압력은 골밀도를 유지하고 강화하는 자극이 된다.

반대로 중력이 거의 없는 우주 환경에서는 인간의 몸에 급격한 변화가 일어난다. 실제로 장기간의 우주 체류를 경험한 우주인들에게서는 지구로 복귀했을 때 확인한 결과 현저히 낮아진 골밀도와 근육 위축을 보인다. 특히 하체의 체중부하 뼈인 경골(tibia)과 대퇴골은 큰 골밀도 손실을 겪으며, 체간을 지지하는 근육은 20~30% 이상 약화된다. 이처럼 우주 환경은 '운동이 없는 삶'이 신체에 어떤 영향을 미치는지 극단적으로 보여 주는 사례다.

이러한 현상은 반드시 우주로 나가야만 확인할 수 있는 것은 아니다. 단지 '움직이지 않는 것'만으로도 동일한 신체적 손실이 발생한다. 예를 들어, NASA와 유럽 우주국(ESA)이 공동으로 진행한 장기 침상 안정 연구에서는 단 90일간의 침상 생활만으로도 뼈와 근육의 구조적, 기능적 손실이 발생한 것으로 보고되었다. 이 실험은 중력을 상실한 우주 공간과 유사한 환경을 지상에서 인위적으로 만든 대표적인 사례로, 실제 우주 체류와 비슷한 수준의 골밀도 저하와 근육 위축이 관찰되었다.

물리치료학의 고전이라 불리는 『Therapeutic Exercise』(Kisner & Colby)에서도 이러한 점이 강조된다. 이 책에서는 "단 며칠간의 침상 안정만으로도 근육 위축이 시작되며, 이는 단면적의 감소뿐 아니라 근신경계 조절 능력의 저하로 이어진다."라고 설명한다. 다시 말해, 운동 부족은 단지 근육의 양만을 줄이는 것이 아니라, 그 근육을 '어떻게 쓰는지'에 대한 신경계의 기억마저 흐리게 만드는 것이다.

결국 중력은 우리의 건강 유지에 있어 매우 중요한 자연의 조건이며, 움직임은 그 중력을 가장 효율적으로 활용하는 방식이다. 앉아 있는 시간, 누워 있는 시간이 늘어날수록 우리는 중력과 멀어지며, 이는 곧 근육과 뼈 그리고 기능의 손실로 이어진다. 따라서 중력을 체감하고 활용하는 '움직임'은 단순한 운동 그 이상으로, 우리 몸이 기능을 유지하기 위한 생존 전략이라 할 수 있다.

중력은 관절이 이겨 내야 할 저항이자 끊임없이 기능을 자극하는 동기이다. 중력은 항상 모두에게 동일하게 적용되지만, 각자의 무게가 다른 것은 중력의 힘이 각 개체에 가해지는 정도가 각 개체의 질량에 비례하여 작용하기 때문이다. 더 많은 질량을 가진 개체는 더 큰 중력의 영향을 받으며, 그만큼 감당해야 할 저항도 커진다.

중력은 해당 개체의 질량에 비례하는 것에 그치지 않고 연결된 구조의 모든 질량에 영향을 미친다. 관절을 하나의 사회적 모델로 본다면, 사람에 해당하는 것은 뼈다.

뼈마디 중에 무릎관절과 고관절을 구성하는 대퇴골로 예를 들어 보면 대퇴골의 질량이 중력을 만나 형성되는 무게는 0.4kg(대퇴골의 질량이 약 0.4kg이라는 정보는 일반적인 범위에서 맞을 수 있다. 그러나 대퇴골의 정확한 질량은 개인의 신체 조건, 성별, 나이 등에 따라 다를 수 있다. 평균적으로 대퇴골의 질량은 대략 0.5kg에서 1kg 사이로 알려져 있다.) 정도지만 거기에 관절이 기능하기 위한 허벅지 근육이 더해지고 근육이 커질수록 무게가 더해진다. 위로는 대퇴골이 엉덩관절로 연결되면서 얹힌 무게가 기하급수적으로 늘어난다. 아래로는 무릎관절로 연결되는데 걷거나 달릴 때 경골로 전달되는 지면 반발력과 만나 폭발하는 중력을 소화해야 한다.

　인간은 태어나면서부터 중력에 적응하기 위해 끊임없이 몸을 움직이며 발달시켜 나간다. 손과 발을 휘두르고, 구르고, 기고, 서고, 걷는 일련의 과정은 모두 중력을 이해하고 활용하는 절차적인 학습이다. 이는 단지 신체 성장의 결과가 아니라, 중력을 이겨 내고 이용하는 경험을 수집하면서 신체의 역학적 활용이라는 기능이 뿌리내릴 수 있는 전제조건을 만드는 과정이다.

　이처럼 중력은 생명 유지의 전제이며, 동시에 관절과 기능에 도전과 자극을 주는 존재이다. 이러한 중력 개념은 관계 안에서 사회가 개인에게 요구하는 기대치로 적용할 수 있다. 사회적 관계에서의 '기대치'는 중력처럼 항상 존재하며, 모두에게 동일한 듯 보이지만 실상은 각자의 역할과 위치에 따라 무게가 달라진다. 이 기대치는 사회 통념이라는 형식으로 작용하며, 때로는 성장을 자극하고 때로는 짓누르기도 한다.

　조각가 피그말리온이 자신이 만들어 낸 조각상을 사랑하게 되자 감동한 아프로디테가 조각상에 생명을 불어넣은 것처럼, 가르치는 선생님의 긍정적인 기대는 학생에게 성장을 불어넣는다. 그러나 이러한 기대의 영향력은 피그말리온 효과처럼 낭만적이고 따뜻한 결과만을 확정하지는 않는다. 차가운 환경과 차가운 조건의 확률 속에서 그저 긍정적인 기대는 아직은 가능성에 지나지 않는 싹을 틔우는 것에 불과하다.

　아프로디테가 조각상에 생명을 불어넣은 사례는 그 이전에도 없었고 그 이후에도 없었다는 것을 주목하면, 그저 기대만으로 결과를 만들어 내는 것은 그야말로 불가능한 환경에서 기적과 같은 가능성을 뚫고 이루어 낸 신화에 불과하다는 것을 알 수 있다.

이 때문에 인간은 희박한 가능성에 의존하여 그저 신에게 기도하는 것 대신, 확률을 높이는 방향으로 싹을 틔우기 위해 기대할 만한 환경과 가능성에 부딪치며 무수한 시행착오와 경쟁을 해 왔다. 그 결과 뜨겁고 눈부신 문화를 일궈 낼 수 있었고 이루어 낸 것을 바탕으로 '기대할 만한 가능성에 기대하는 직관'은 문화적으로 사회적으로 공유되고 사회적 통념으로 자리 잡았다.

모든 인간은 관계에서 사회적 통념에 부합할 것이라는 기대를 받는다. 사회가 주는 기대치는 중력이 더 높은 질량의 개체에게 더 가혹하듯, 역할에 따라 더 가혹할 수도 있다. 높은 질량에 비례해 단단해지지 못하면 부서지고 짓눌리는 것과 같이 역할에 따른 기대치를 충족하지 못하면 비슷한 결과로 내몰린다. 부서지고 나면 질량이 소실되는 것처럼 기대치도 줄어들어 버리는 결과 말이다.

사회의 기대치가 개인에게 작용하는 방식은 뼈대에 작용하는 중력이 무게로 작용할 때와 같다. 가진 질량에 따라 일상적으로 작용하고 관절의 움직임에 따라 치우치거나 증감한다. 성장 등의 이유로 질량이 늘어남에 비례해서 중력이 증가하는 특성을 대입해 보면, 내가 어떤 위치에 있는지에 따라 오는 일상적인 기대치, 나와 관계한 사람에게서 오는 기대치 그리고 내가 스스로 발화하는 기대치로 대입해서 생각해 볼 수 있다.

기대치는 감각되는 매력에 따라 다르게 적용되기도 한다. 외모적이거나 언어적인 또는 그 외 어떤 식으로든 기대하는 대상에게 감각되는 특징은, 유사한 특징의 개체로부터 만족을 경험한 사람에게 매우 매력적으로 다가오고 '어떤 만족을 충족시킬 것'이라는 기대치를 갖게 한다. 그렇게 경험에서 오는 감각은 기대치를 높게 수용할 수 있는 모델을 매력적으로 인식하며 동경함으로써 흉내 내고 닮아 가게 만든다. 우리가 사회적으로 성공한 사람의 옷차림이나 행동거지를 흉내 냄으로써 유사한 신뢰를 얻고자 하는 비즈니스 전략도 이러한 예이다. (기대치의 감각에 대해서는 '6. 치료의 절차' 파트의 '◦ 치료의 시작은 문제의 인식'에서 자세히 다룰 것이다.)

이러한 맥락에서 나는 관절에서 중력의 개념을 인간관계 속 기대치로 설정하고, 관계 속에서 일어나는 다양한 문제를 관절의 역학으로 해석해 보려는 시도를 하게 되었다. 임상 현장과 상담 과정에서 반복적으로 관찰된 사회적 실패, 역할에서의 과중한 기대 그리고 그것을 감당하지 못해 무너지는 사람들의 모습은 관절에 과부하가 걸려 기능을 잃어 가는 과정과 너무나 닮아 있었다.

내 경우에는 처음 관리자로 일하면서 그렇게 되지 않으려고 했다. 어떻게 하면 좋은 중간 관리자 역할을 할 수 있을까 고민했었는데 내가 되고 싶은 관리자를 구체적으로 상상하기 어려웠다. 그동안 직원의 입장에서 관리자에게 가지는 기대보다는 불만이 더 많았는데 갑자기 관리자의 입장을 어떻게 그려 볼 수 있겠는가? 그저 '나는 다를 거야.'라는 막연한 마음으로 시작한 일은 서툴렀고 문제투성이었다.

드라마나 영화에서 보던 리더의 카리스마와 기적이 현실에 적용될 리 없었고, 막연하게 '내가 관리자가 되면 이렇게 해야지.' 했던 상상으로 주어진 역할을 해내야 했었다. 돌이켜 보면 그때에 내가 추구한 관리자는 내 평생에 가장 불만이 많았던 관리자인 아버지의 희생과 인내를 추종하고, 가장 무서웠던 선생님의 잘되길 바라는 단호함을 추종하고 있었다. 그때까지는 인내와 희생 그리고 단호함이 매력적인 리더의 특징으로 감각되었던 것 같다.

 처음 관리자로 일을 시작하자 내가 스스로에게 바라는 기대치부터 높아졌다. 중력으로 표현하면 마치 다른 행성으로 떠나온 것과 같이 높아진 것이다. 하지만 그것조차 의미 있는 성과를 압박하는 고용주의 기대치에 비하면 깃털 같았다. 특히 병원의 특성상 조직의 구성원이 건강하게 경쟁할 수 있도록 해서 치료의 질과 치료실의 실적이 비례할 수 있는 판을 만들어 줘야 했는데 고민을 반복하다가 그때 처음 접한 것이 게임이론이었다. 치킨 게임, 죄수의 딜레마 같은 모델이 도움이 되었다. 이 모델들은 훌륭하게 경쟁 상황에 있는 구성원들을 설명해 주었다.

 상황을 설명할 수 있는 모델을 꺼내 놓는 것만으로 구성원들에게 현재 일어나고 있는 갈등과 문제를 이해시킬 수 있었고, 이후에는 누가 어떤 행동이 문제를 일으키는지를 수면 위에 꺼내어 조직을 위한 최선의 선택이 가능하게 했다.

[그림 33] 치킨 게임, 죄수의 딜레마

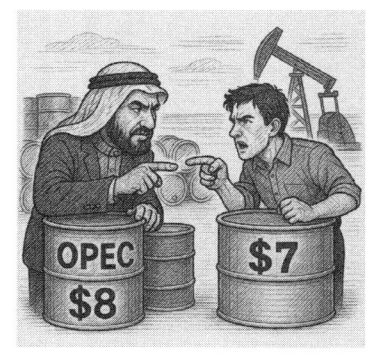

경쟁을 위해 손실을 감수하는 치킨 게임

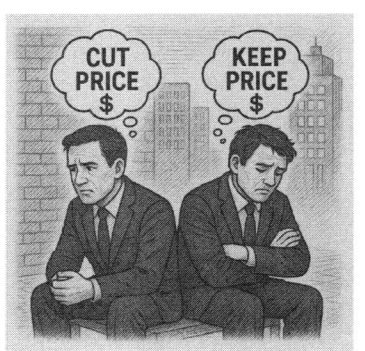

불확실한 공동의 이득보다는 경쟁의 우위로 얻는 확실한 이득을 좇는 죄수의 딜레마

시간이 흘러 응용이 가능한 다양한 개념과 모델들이 있다는 것을 알았고, 모델과 실제 현상을 연결하는 시선은 이해할 수 없는 타인과 나 사이의 관계를 설명할 수 있는 모델이 있지 않을까 상상하게 했다.

그러던 중에 환자에게 우리 몸이 절차적 학습에 대응하는 방식과 관절이 치료되는 원리를 설명할 일이 유난히 많았던 날이 있었다. 그때 학습이 일어나는 신경연접과 관절이 묘하게 닮아 있다는 생각을 했다. 그림을 그려 보고 둘의 닮은 점을 뽑아내 봤는데 당시에는 그다지 큰 의미를 찾지는 못했었다.

의미가 부여된 것은 치료사들 간에 업무처리 체계에 관한 CS교육을 하면서였다. CS교육이란, 치료사들이 서로 역할과 동선에 따라 정보를 주고받는 체계의 필요성과 효율에 대한 교육이었다. 신경계를 비유하며 설명했었는데 이때 우리 관계도 시냅스처럼 각각의 개체로 떨어져 있고 시냅스를 포함하는 중추신경계가 작동하는 전략을 일부 인간관계에서도 활용할 수 있겠다는 생각을 했다.

이후 학습보다는 건강과 치료라는 접근에서 관절이 신경연접보다 더 나은 모델이라는 생각을 했었고 간격이라는 개념과 연결의 개념으로 정리해 봤다.

관절 모델의 개념을 잡아 가면서부터 관계를 이해하는 데 많은 도움이 되었다. 아직 이 모델을 거쳐 얻은 이해가 충분한 대상을 거친 것이 아니라서 어떤 선택에 앞서 모델을 적용해서 결과를 얻기에는 안정성이 부족할 수 있다. 하지만 갈등 이후에 관계를 이해하기 위해 머리와 가슴을 싸매다가 힘들어할 때 관계를 이해하는 관점의 하나이자, 관계의 치료나 회복을 도모하는 실마리가 될 수는 있을 것이다.

'7. 운동 모델' 파트에서 사회적 수명에 대해 언급하겠지만 관절의 건강은, 물리적인 개인의 이동성과 삶의 질에 영향을 미치면서 동시에 관계의 형성과 발달에도 영향을 미친다. 이러한 측면이 관절과 관계를 연관 지어 생각하는 다리가 되었다. 관절과 관계의 유사성은 다양한 질환과 환자를 치료하면서 발견되었다.

[그림 34] 관절 모델을 통한 인간관계 이해

관절 모델을 인간관계에 적용하면 관계의 형성과 유지, 갈등과 회복의 과정을 보다 구체적으로 이해하는 데 도움이 된다. 관절은 뼈와 뼈 사이를 연결하면서 움직임과 안정성을 동시에 제공하고, 다양한 구조물들이 협력하여 기능을 수행한다.

이러한 구조와 기능을 인간관계에 비유하면, 관계를 바라보는 시각이 넓어진다. 즉 물리적인 거리를 의미하는 간격이 멀어지고 가까워지는 과정을 겪는 것만으로 관절 내 정서적인 영양이 관계의 신뢰 안에 스며들 수 있다고 본다. 너무 가깝기만 해도 영양이 스며들지 못하고 부하나 스트레스에 취약해지고, 너무 멀기만 해도 안정성이 떨어져 쉽게 손상될 수 있다. 관절 모델에서는 다음과 같은 요소들이 인간관계의 구성 요소와 대응된다.

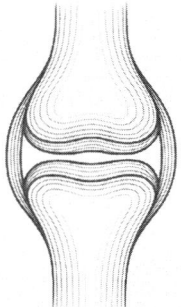

관절 모델	인간관계 구성 요소
뼈(Bone)	개인 또는 독립된 존재를 상징한다.
인대(Ligament)	사람들 간의 규칙이나 소속과 같은 구조적 연결을 의미한다.
관절낭 (Joint Capsule)	관계를 보호하고 안정시키는 사회적 규범이나 문화적 배경을 나타낸다.
관절강 (Joint Cavity)	개인 간의 물리적 또는 심리적 공간으로서, 적절한 거리 유지가 중요함을 뜻한다.
연골(Cartilage)	예의나 배려처럼 충돌을 완화하는 완충 장치로 작용한다.
활액 (Synovial Fluid)	신뢰와 유대감이라는 정서적 영양을 공급하는 역할을 한다.
근육(Muscle)	관계를 움직이게 하는 개인의 능력과 노력을 의미한다.

이러한 비유를 통해, 관계에서도 적절한 거리 유지, 신뢰 형성, 규칙 준수, 배려 등의 요소가 조화를 이루어야 건강하게 유지될 수 있음을 이해하게 된다.

심리학적 연구 사례

인간관계에서 갈등과 소통 부재를 설명하는 심리학 이론은 관절 모델을 해석하고 적용하는 데 이론적 기반을 제공한다.

1) 애착 이론(Attachment Theory)

어린 시절의 애착 경험이 성인기의 대인 관계에 영향을 준다고 설명한다. 안정 애착을 형성한 사람은 신뢰와 친밀감을 바탕으로 관계를 유지하기 쉬우며, 불안정 애착을 형성한 사람은 갈등이나 단절을 경험할 가능성이 높다.

2) 비폭력 대화(Nonviolent Communication, NVC)

마셜 로젠버그가 개발한 이 소통 방식은 관찰, 느낌, 필요, 요청의 네 가지 요소를 중심으로 감정의 충돌 없이 효과적으로 소통하도록 돕는다. 이 방식은 갈등 상황에서도 관계를 유지하고 회복하는 데 유용하게 작용한다.

사례 연구: 가족 간의 갈등 해결

가족 간 갈등 해결을 위해 가족 치료(Family Therapy)를 적용한다. 이 접근법은 가족 구성원 간의 상호 작용을 분석하고, 소통 방식을 개선하며, 오해와 갈등의 원인을 이해하게 한다. 예를 들어, 부모와 자녀 간의 의사소통 문제가 반복되던 가족이 가족 치료를 통해 서로의 감정과 욕구를 인식하고 새로운 대화를 시도한 결과, 관계가 개선된 사례가 보고된다.

05 정신적 윤활제: 갈등에 대응하는 장치

○ 갈등에 대응하는 역학적인 모델

사회에서 또는 인간관계에서 겪는 갈등은 크기에 의해서도 다양한 종류의 중첩에 의해서도 인간관계의 내구성을 위협한다. 갈등은 욕구와 만족의 간극을 벌리면서 그 괴리만큼 크기를 키울 수 있으며, 이것은 어린 시절을 통해 좀 더 쉽게 들여다 볼 수 있다. 프로이트의 욕망이론에 따르면 요구(욕구, 리비도)는 무언가가 지각되는 상태에서 만족의 경험을 떠올리는 것이다. 이러한 요구는 만족의 경험을 충족할 수 있는 실체를 탐색하고 추구한다(the seeking system). 그러나 이러한 욕망의 탐색과 추구는 어떠한 지각으로 성취되고 해소될지 알 수 없어서 신생아는 중간 매개자(부모)의 역할이 중요하다고 한다. 영유아기의 만족 경험들은 삶이 영위되어 가는 방식에 대한 성공적인 경험(다음 만족을 위한 도식)으로서 작용한다. 이 시기에 자신의 욕구를 인지하고 해소하는 방식이 혼란스럽고 왜곡되거나 부적응적으로 고착되지 않도록 중간 매개자(부모)의 역할이 중요하게 작용하는 것이다.

> ### 프로이트의 욕망 이론
>
> 프로이트의 욕망 이론과 부모의 역할에 대한 설명은 심리학 및 발달 이론에서 자주 다루어지는 주제이다. 특히, 발달심리학, 정신분석학, 부모-자녀 관계 연구에서 유사한 개념이 많이 사용된다.
> 이와 관련된 연구나 문헌으로는 존 볼비(John Bowlby)의 애착 이론이나, 에리히 프롬(Erich Fromm), 칼 융(Carl Jung)의 연구 등이 있다. 다른 심리학자들의 저서에서도 부모의 역할과 어린 시절의 경험이 개인의 발달에 미치는 영향에 대해 논의하고 있다.
> 또한, 현대 심리학에서도 부모의 양육 방식이 자아 발달과 갈등 해결 방식에 미치는 영향을 다룬 연구가 많다. 이와 같은 이론은 심리학, 아동 발달, 상담 심리 등 여러 분야에서 널리 인용되고 있다.

매개자로부터 욕망을 충족하는 방법을 학습하고 영향을 받는 것은, 추구하는 성취와 해소에 다다르기까지 견뎌야 할 갈등을 받아들이고 소화하는 방식으로 다듬어지고 결국에는 성공적인 경험으로 저장된다.

그러나 이미 성인이 되고 마주하는 갈등은 사회적 기대치와 스스로 만족의 역치가 높아지기 때문에 욕구에 대한 만족에 이르기까지가 더 어려워진다. 또한 기존의 중간 매개자인 부모도 경험해 보지 못한 다른 삶이라 자신을 만족스러운 충족으로 유도할 수 없는 수준으로 치닫는다.

나의 경우는 결혼을 하거나 사회적인 위치가 달라졌을 때 이러한 경험을 했었는데 가까운 사람들 모두에게서 갈등이 발생했었다. 모래시계에서 쏟아지는 모래처럼 시시각각 쏟아지는 문제들로부터 탈출하기 위해 지난 경험 안에 있는 모든 수단을 더듬어 열쇠 구멍에 맞춰 봐도 만족스러운 해결은 요원했다. 심지어는 초조함만 더해져 내 몸 하나 내 뜻대로 되지 않았다. 마치 마취가 덜 풀린 입술 사이로 흘러내리는 수분처럼 해결에 대한 갈증이 흘러내렸다.

처음 겪는 상황에 느끼는 초조함과 답답함 속에서 갈증을 달래 준 것은 일에 몰두하는 시간이었다. 어떤 구체적인 해결책도 정답에 부합할 수 없었지만, 그저 벗어날 수 없는 역할에 갇힌 채로 휘둘리고, 방법을 찾고, 시간을 갖는 것을 반복하자 나와 갈등의 당사자들 사이에 윤활액이 차오른 것처럼 갈등이 견딜 만해졌었다.

기대가 중력이라면, 갈등은 과부하와 같다. 기대는 사회에서 살아가기 위해 견뎌야 하는 일상적인 중력과 같은 것이라면, 갈등은 해당하는 관절에 가해지는 모든 힘이 만들어 내는 과부하이다. 마치 한 발로 서면 무릎에 가해지는 체중의 부담이 두 배로 증가하는 것처럼, 도구를 쓰거나 빠르게 움직일 때, 중력의 방향이 아님에도 더 많은 저항을 감수해야 하는 것처럼 말이다. 때때로 우리는 사회적 기대치의 가중이나 일부 관계에만 적용되는 과부하를 겪는다.

관절 모델에서는 갈등의 반복이나 여러 갈등이 중첩되면서 관계의 내구성을 위협하는 상황을, 사람의 역량으로 풀어 나가기보다는 관계 안에서 윤활제가 차오르게 하는 방법과 관계의 배열을 확인하는 역학적인 전략으로 대응한다.

관계의 내구성을 관리하기 위해 윤활제를 차오르게 하는 방법은 둘 사이의 소속이나 약속, 물리적으로 겹치는 공간과 같은 필연적으로 상호 작용이 있을 수밖에 없는 간격을 확보하고 그 안에서 갈등을 일으키지 않는 가장 가까운 간격을 찾아서 위치를 잡는 것으로 시작한다.

가까운 간격에서는 움직임에 따른 마찰이나 충돌 등에 노출되는데 이때 관절 안의 연골처럼 인간관계 안에 예의라는 것을 형성해서 간격이 충돌할 정도로 가까워지는 상황을 방지한다. 예의는 친밀감, 유대감, 신뢰와 같은 정서적인 윤활제가 스며들어 영양을 공급하고 부드러워지지만 이러한 윤활제가 제대로 스며들지 않은 상태에서는 딱딱해지는 성격이 있다. 마치 간격이 너무 좁아지거나 어긋난 관절의 연골처럼 말이다.

[그림 35] 관계에 윤활제가 차오르기 위해 확보해야 할 조건

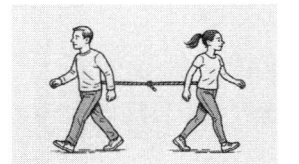 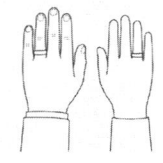 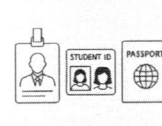

윤활제를 가두는 관절낭과 인대 간격 확보(간격이 멀어짐을 제한)

소속, 약속, 계약, 규칙, 함께 머무르는 장소 등이 있다면 관계는 상호 작용할 확률이 높아진다.

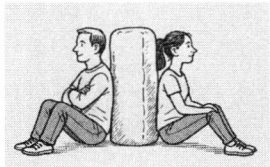 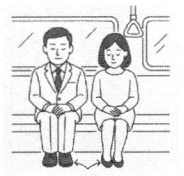 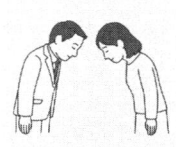

윤활제를 머금는 연골과 디스크 간격 확보(간격이 좁아짐을 제한)

예의는 관계가 너무 가까워지면서 발생하는 마찰을 예방해 준다. 관절은 연골을 밀착하여 누르기도 하고 제한된 정해진 거리만큼 이완하면서 신진대사를 이룬다.

다음을 위해 관절 모델을 들여다보면 관절에서 확보된 간격에 존재하는 윤활제는 마찰을 줄이기 위해 연골에 스며들어 점착되고, 혈액이 공급되지 않는 연골에 혈액 대신에 가스, 영양, 폐기물을 머금고 있다가 간격이 좁아지거나 넓어지는 운동을 통해 순환한다. 이해를 위해 관절 연골의 생체역학을 들여다보자.

생체역학

생체역학은 관절의 기능과 움직임을 이해하는 데 중요한 요소다. 관절 연골은 뼈의 끝부분을 덮고 있어 관절이 원활하게 움직일 수 있도록 돕고, 충격을 흡수하며, 마찰을 줄이는 역할을 한다.

관절 연골의 생체역학은 마찰과 충격에 대해 여러 중요한 특성과 기능을 가지고 있다. 관절 연골은 주로 연골세포(chondrocytes)와 세포외기질(ECM)로 구성되어 있으며, ECM은 콜라겐 섬유와 프로테오글리칸으로 이루어져 있어 구조적 강도와 탄성을 제공한다. 또한, 연골은 비혈관성이기 때문에 영양분과 산소는 주변 조직에서 확산을 통해 공급된다.

관절 연골의 기계적 특성 중 하나는 압축 저항이다. 관절 연골은 압축 하중을 잘 견디며, 압축력이 가해질 때 수분이 빠져나와 탄력성을 유지한다. 연골의 표면은 매끄러워 마찰을 줄이는 역할을 하며, 이는 관절의 움직임을 원활하게 하고 부상을 예방하는 데 기여한다.

역학적으로 관절 연골은 하중을 넓은 면적으로 분산시켜 뼈에 가해지는 압력을 줄인다. 이러한 하중 분산은 관절의 내구성을 높이는 데 중요한 역할을 한다. 또한, 관절 연골은 움직임에 따라 변형되며, 이 과정에서 발생하는 활액과 같은 체액의 순환은 영양 공급과 노폐물 제거를 돕는다.

> 생리적으로 관절 연골은 충격을 흡수하고 분산시켜 관절을 보호하는 기능을 수행한다. 이는 특히 운동이나 활동 중에 중요하다. 관절 연골은 관절의 형태와 기능을 유지하는 데에도 중요한 역할을 하여 관절의 안정성을 높인다. 하지만 나이가 들거나 과도한 하중이 가해질 경우, 연골은 퇴화하고 손상될 수 있다. 이러한 변화는 관절염과 같은 질환으로 이어질 수 있으며, 관절 연골의 생체역학적 기능을 저하시킨다. 이러한 모든 특성들은 관절 연골이 건강한 운동과 기능을 유지하는 데 필수적임을 보여 준다.
> 관절에서 윤활제와 같은 역할을 하는 것을 활액이라고 부른다. 활액은 관절의 표면을 완충하고 마찰을 줄이는 역할을 하여 관절의 움직임이 매끄럽고 원활하게 진행될 수 있도록 돕는다. 이 윤활 작용은 관절이 움직일 때 마찰을 최소화하여 부상의 위험을 줄이고, 운동 효율성을 높이는 데 기여한다. 관절 주변의 혈관을 통해 공급되는 영양분과 산소를 포함하여, 관절이 건강하게 유지되도록 돕는 중요한 역할을 한다. 특히 나이가 들면서 활액의 분비가 줄어들거나 점성이 변화할 수 있는데, 이는 관절 통증이나 기능 저하로 이어질 수 있다.

관계에도 간격을 펌프질하면 활액과 같은 윤활제가 순환하면서 정서적인 영양과 찌꺼기를 순환한다. 간격을 좁히고 넓히며 펌프질하는 동안에 관계의 근력이 수축과 이완의 범위를 적응하고 사회의 여러 기대치를 소화하면서 발달한다. 윤활액의 순환은 근육에 해당하는 서로의 능력이 만들어 내는 수축에 의해서도 그렇고, 연결된 관계의 기대치에 의해서도 작동한다. 관계의 내구성을 관리하는 관절 모델의 역학적 전략을 살펴보자.

[그림 36] 부부 사이에서 적용되었던 관절의 모델이다

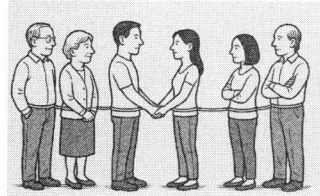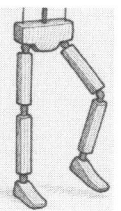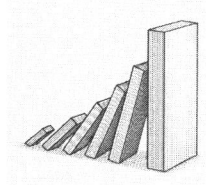

무릎관절 모델은 각각의 가족을 가지고 만나 관계를 형성하는 부부라는 관계와 닮아 있다. 각각 처가와 시댁의 요구와 사정에 이어져 있고 각각의 요구에도 견고한 관계를 유지하면 부부는 갈등이 이어진 가족 전반으로 전달 분산 되고, 무릎이 부하를 이어진 다리 관절 전반으로 전달되게 하여 분산하는 점까지 닮아 있다.

이에 따라 무릎관절 모델을 활용하면 부부관계가 간격을 유지하려는 의지가 견고하면 견고할수록 기대치가 처가에서 발생하든가, 시댁에서 발생하든가 관계없이 이어진 관계 전체로 전달되어 경험된다. 이 경험은 시댁, 부부, 처가 관계 전체가 서로 소화할 수 있는 기대치를 공감하는 경험이 된다. 반대로 부부의 간격이 잘 형성되어 그저 견고하게 버티는 것이 아니라 이미 관계가 유연하고 탄력적인 능력을 협력해 낼 수 있다면 처가와 시댁에서 발생한 기대치에 부합하는 움직임을 소화할 수 있고, 더 큰 기대를 소화할 기반이 된다. 이 때문에 시댁이나 처가의 요구와 기대치로 견디기 힘든 갈등을 겪는다면 부부가 할 수 있는 것은 부부 사이의 관계를 우선하여 견고한 입장을 취해서 이어진 관계들 전체가 취해야 할 자세를 바로잡는 것이 우선이다. 이후 각각의 관계에서 유연성을 확보해 나가면서 기대치를 소화할 수 있는 종류와 범위를 키워 나가는 것이 필요하다.

중력하에 지면을 걷고 있다면 고관절은 체간의 요구를 전달하고 발목관절은 지면의 사정(발과 접촉하는 지면이 미끄럽거나 불안정한지, 울퉁불퉁하거나

> 기울어져 있는지 등의 정보)을 호소한다. 무릎관절은 그 사이에서 거리를 조절하는데 체간의 요구와 지면의 사정을 충족시키기 위해서 무릎관절은 접힘과 폄은 물론 비틀림과 전단을 견딘다.
>
> 무릎관절의 역할은 단지 다리를 뻗거나 굽히기 위해 거리를 조절하는 것이었으나 자세히 들여다보면 뗄 수 없는 관절의 연속이라는 측면에서 인접한 관절의 기대로부터 자유로울 수 없기에 비틀림과 전단까지도 견디는 역할을 소화한다. 그러나 이러한 뗄 수 없는 관절의 연속은 관점을 바꾸어 보면 단일관계에서는 소화할 수 없는 크거나 복잡한 기대치를 분산하여 아무렇지 않게 소화할 수 있게 하여, 결국에 무릎관절에 다양한 방향으로 영양을 공급하는 펌프로 활용된다.
>
> 잘 훈련된 견고한 대퇴사두근은 디딤 발 이후에 무릎관절을 더 이상 굽혀지지 않게 고정하면서 고관절이나 발목에서 발생한 부하를 다리 전반으로 분산하는 능력을 갖는다. 반면 무릎관절을 굽히면 굽힐수록 무릎관절 폄근인 대퇴사두근의 부담은 증가한다.
>
> 무릎관절의 견고하거나 유연한 정도는 일상적인 요구를 소화하기에 더 적합한 쪽으로 발달한다. 이때 체중 이동의 크기나 속도에 따라 발생하는 요구와 지면의 불안정함과 불규칙함 정도에 따른 요구가 무릎을 더 구부리거나 견고하게 버티게 한다.

중력이나 저항으로 인한 부하는 일상적으로 견딜 수 있는 것도 있고, 견디기 힘들 정도로 부하가 중첩되거나 순간적으로 폭발하는 것도 있다. 관절에 가해지는 부하를 줄이는 효율적인 방법은 코어의 기능 향상과 부하가 집중되는 관절의 기능적인 성장(부하가 가해지는 관절과 인접한 관절들에 부하의 공간적 분산을 유도하는 방법. 너무 빠르거나 느리지 않은 리드미컬한 타이밍으로 인한 가중의 시간적 분산)이 있다. 정신적 갈등에 그대로 적용해 보면 코어에 해당하는 정신적인 체간, 즉 가족관계의 강화, 하나의 관계에서 오는 갈등을 성장의 발판으로 삼거나 소화할 수 있는 것에만 집중하기, 그동안 쌓아 온 다른 관계를 빌려 갈등을 다양한 시각으로 분해하기, 연관된 다른 관계들 전체가 갈등을 나누어 갖도록 공론화하기, 너무 격하게 반응하거나 쌓아 두지 않고 적절한 리듬으로 감정을 조절해서 표출하기 등이 된다.

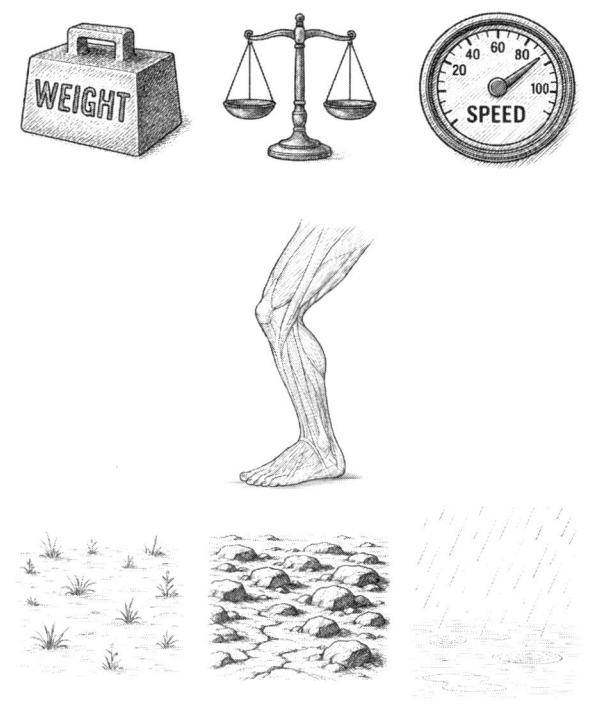

[그림 37] 관계와 역학 모델

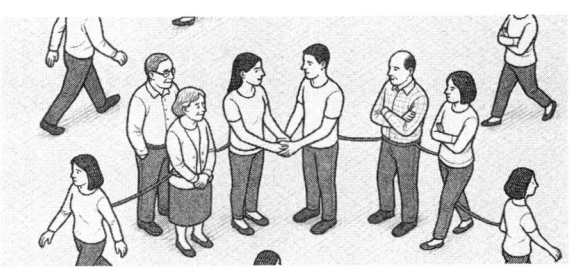

가족은 전체 관절의 중심에 있는 체간과 같은 역할을 하며 사회관계의 코어로서 사지의 관절과 같은 확장된 관계에 영향을 미친다.

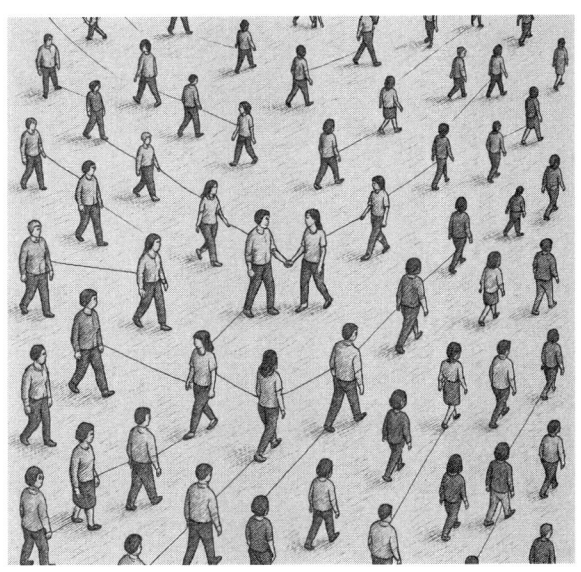

우리는 사회와 연결된 다양한 요구와 갈등에 대한 연쇄적인 감정의 움직임을 겪는다. 가족은 이러한 다양한 요구와 갈등에 대한 코어가 된다.

두 사람 사이에서 일어나는 일이라도 다른 관계에서부터 동력이 발생할 수 있다. 이를 슬라이드 크랭크 모델이라고 한다. 슬라이드 크랭크 장치는 회전운동을 일으키는 힘을 직선운동으로 바꾸기도 하지만 역으로 직선운동을 일으키는 힘을 회전운동으로 바꿀 수도 있다.

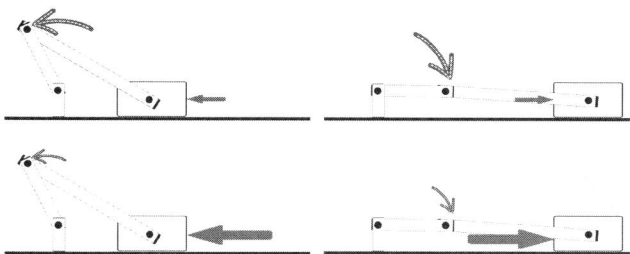

팔꿈치 신전근의 마비로 바닥을 짚고 일어나기 어려운 경추7번 척추손상 환자가 손목의 신전근으로 보상해서 일어나는 것도 일부 이러한 원리를 담고 있다. 이러한 전략은 관계의 역학에서도 동일하게 관찰된다.

연속된 관계를 주도하는 쪽은 언제든지 바뀔 수 있으며 어느 쪽이든 자세를 리드할 준비가 되어 있다면 관계는 작동하게 된다. 이러한 특성은 다른 관계의 능력을 빌려 와 우리 관계의 비가동 문제를 작동시킬 수도 있다는 말이 된다.

울프의 법칙이라는 게 있다. 부하는 뼈의 성장이나 근 성장을 하기 위해서 반드시 필요하다는 말이다. 부하는 필연적으로 마찰을 증가시키며 갈등도 마찬가지라서 갈등이 없는 관계는 존재할 수가 없다. 갈등을 어떻게 소화하느냐에 따라서 관계가 성장할 수도 있다.

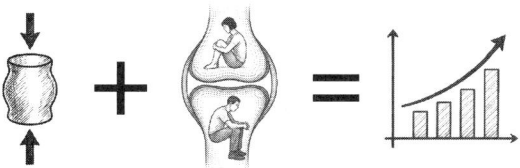

06 치료의 절차: 치료와 치유 그리고 중재

○ 치료의 시작은 문제의 인식: 감각수용기의 착각과 인지할 수 없는 정보

이제는 흐릿하지만 마음에 입은 상처가 흉터로 남아 있던 적이 있다. 언젠가 그 원망을 쏟아 내듯 아버지를 향해 내게 왜 상처를 주었는지 물어본 적이 있었다. 그때는 아버지의 말을 이해할 수 없었다. 시간이 흘러 나도 아이를 키우게 되고 자식을 보는 눈과 자식의 말을 듣는 귀를 얻게 되면서 그 말을 이해할 수 있었다. 어느 날 꿈처럼 그날의 대화가 정리되었는데 실제 꿈을 꾼 건지, 뒤척이던 와중에 생각이 정리된 건지 흐릿하다. 대강의 내용을 정리해 보면 다음과 같다.

> 나: 아버지는 왜 그랬어요? 아버지는 왜 할머니 할아버지한테만 잘하고 엄마한테는 참으라고만 했어요? 아버지는 왜 삼촌, 고모한테는 쩔쩔매고 엄마한테는 당당했어요? 아버지는 왜 저한테는 친구들이 괴롭혀도 참으라고만 하셨어요? 왜 신발이 부끄러워도, 옷이 부끄러워도 괜찮은 거라고 하셨어요?

> 아버지: 아들아, 나는 너를 묶어 놓지도 않았고, 학교에 보내지 않고 하루 종일 일을 시키지도 않았단다. 그리고 널 때리거나 미워하지도 않았잖니? 아빠는 네가 왜 그러는지 이해할 수 없구나. 네가 보기에는 부족하겠지만 그 정도가 아빠가 평생 짠 거름망이었다. 미안하다. 나는 사실 그것보다 더 깨끗하게 거를 수 있다는 걸 몰랐단다. 그때는 네가 하는 말이 무슨 말인지 이해할 수 없었다.

이런 내용이었다. 나의 아버지는 평생을 성실하게 살며 최선을 다해 가족의 기대치에 부응하려 노력했다. 다만 아버지는 힘들어하는 가족의 메시지를 인지할 수 없고, 힘들어하는 가족의 말을 이해할 수가 없었던 것이다. 이처럼 보고 들을 수 있으나 인식하거나 인지할 수 없는 경우가 있다.

아버지는 당시 어머니와 내 이야기에 진심으로 이해하지 못하고 계셨다. 나 또한 그런 모습을 이해할 수 없었다. 그러다 나의 소중한 딸이 필요 이상의 문구류를 좋아하는 것과, 비빔밥처럼 재료가 섞이는 음식을 싫어하는 것이 진심으로 이해되지 않을 때 느낀 작은 답답함에서, 내가 가진 감각기관에 인식되지 않는 것이 있다는 것을 이해할 수 있었다. 딸이 커 가는 과정에서 어렴풋이 그 밖의 문제에서도 내가 문제를 인지할 수 없을 가능성에 대해 짐작할 수 있었다.

관절 모델에 대입해 보면 정보가 존재하지만 감각할 수 없는 경우는 감각 수용기의 작동 방식에서 이유를 찾아 볼 수 있고, 정보가 감각되었지만 인지할 수 없는 경우는 중추신경계의 정보처리 방식에서 이유를 찾을 수 있다.

감각수용기의 작동방식에서 찾아 보는 문제 인식의 어려움

감각 수용기는 외부 자극을 받아들이고 이를 신경 신호로 변환하여 중추신경계에 전달하는 중요한 역할을 한다. 각 수용기는 특정한 유형의 자극에만 반응하도록 특화되어 있으며, 이는 정보 처리의 효율성을 높였다. 예를 들어, 시각 수용기는 빛의 파장을 감지하여 시각 정보를 처리하지만, 촉각 수용기는 압력이나 온도 변화에 반응하는 등 서로 다른 방식으로 작용했다. 관절 모델의 이해를 위해 신체의 위치와 관절 움직임을 감지하는 고유수용감각의 수용기도 근육의 길이를 감지하는 근방추와 근육과 인대의 장력을 감지하는 건방추로 나누어 감지한다. 이들 수용기 역시 모든 정보를 사실 그대로 전달할 수는 없다. 고유수용성 감각 수용기는 발생한 정보 중 담당하는 정보만 인식하고 중추신경계에 전달하기 때문에, 잘못된 자세나 정렬로 인해 활성화되지 않는 감각수용기는 정보의 누락을 발생하기 때문이다.

소리 정보만을 감각하는 청각기관처럼 관절의 움직임을 감각하는 고유수용성 감각기관들은 각각 입맛에 맞는 정보만을 받아들여 정보를 전달한다. 감각수용기의 정보처리 방식을 관절 모델의 다른 측면인 인간관계에 적용해 보면 발생한 정보를 직관적으로 인식하게 만드는 장치는 선입견이라고 말할 수 있다. 개개인이 살아가면서 개인적인 또는 문화적인 경험을 토대로 발달한 다양한 선입견은 때때로 깨뜨려야만 하는 부정적인 것으로 여겨지기도 한다. 하지만 인간관계에서 일어난 다양한 정보에서 사회적 통념과 그간의 경험에 비춰 빠르게 의미를 감각하고 직관적으로 판단할 수 있게 한다는 점에서 감각 수용기가 갖는 전략의 효과와 매우 닮아 있다. 또한 다양한 정보에도 불구하고 감각할 수 있는 정보만 감각한다는 점에서도 그렇다.

　아버지는 아마도 당신이 살아온 어린 시절의 선입견으로 나와의 이야기가 감각되지 않았을 것이라고 본다. 4,000년 전 메소포타미아 수메르의 석판에서도 쓰여 있듯이 아랫세대는 개념이 없다는 선입견이 자리 잡혀 유구한 세월 동안 이어지고 있다. 누군가 당신에게 선입견을 넘어서 새로운 감지를 시도하라고 하는 것은, 수많은 세월 동안 경험으로 쌓인 데이터를 무시하고 당신에게 알 수 없는 새로운 감각(선입견으로 감지하지 못하는 정보)을 위해 몸을 던지라고 설득하는 것과 같다. 상식을 교묘하게 비틀어 이득을 노리는 사기꾼과, 꿈에도 몰랐던 진실을 이야기하는 자를 감각으로 구분하기 힘든 것같이 말이다.

　감각 정보가 감지된 이후 인지할 수 있는 정보는 빠른 이해를 돕고 인지할 수 없는 정보는 빠른 오해를 불러일으킨다. 선입견이 의미를 넘겨짚게 하는 것처럼 여하튼 감각 정보는 빠르게 인지된다. 감각 정보의 오해는 정보가 감각수용기에 감각되고 나서 인지되는 과정에서 생긴다. 인지의 오해는 대표적으로 착시 또는 착각 그리고 어지럼증이 있다.

　1) 중추신경계의 오해, 첫 번째. 착시와 착각
　눈으로 들어오는 정보 또한 신체의 다른 정보와 마찬가지로 컴퓨터가 사진을 저장하고 읽는 것과는 다른 정보처리방식을 보인다. 눈으로 들어오는 정보는 시각 정보가 수용기에 감각된 다음 암호화해서 들어오기 때문에 저장장치의 효율을 높일 것이며, 인식을 처리하는 속도 또한 매우 빠를 것이다. 수용기의 입맛에 맞추다 보니 실제 정보가 가진 사실 전부를 인식할 수는 없으나, 여러 수용기를 통해 들어오는 암호를 통합하고 해독하는 해당 인지 영역에서 특징을 살려 사실에 가깝게 구현해 낸다.

이러한 정보 인식 방식은 착시를 일으켜 때때로 인식의 오류를 일으키기도 하지만, 사진을 찍어 저장하는 컴퓨터처럼 시각적 정보 전부를 그대로 복사하여 저장하는 것과 같은 방식에 비해 빠른 인식의 처리와 더불어 효과기의 반응을 즉각적으로 이끌어 낼 수 있다. 컴퓨터가 범인의 몽타주를 일일이 사진과 대조하여 특정하는 것과는 다르게, 우리가 보는 순간 '어!' 하고 반응하는 것처럼 말이다.

이와 마찬가지로 우리의 몸이 정보를 인식하는 방식은 고유수용감각에서도 동일하다. 신체 배열이나 움직임에 대한 정보를 사실 그대로 전달할 수 있는 능력은 없다. 대신 고유수용성감각 수용기 각각의 입맛에 맞는 정보만을 기다렸다가 해당하는 정보 발생 즉시, 각각 인식하고 중추신경계로 전달한다.

흥미로운 것은 고유수용감각의 착각은 때때로 잘못된 자세, 정렬, 움직임에서 오는 정보를 수용기의 문제(비가동으로 인한 근육의 탄력 저하, 길이 변화, 활용 빈도의 감소)로 인지하지 못하고 있다가 어느 날 갑자기 통증이 생기고, 기능이 떨어지고, 손상이 일어났다고 생각하게 한다는 것이다.

기능이 떨어진 관절은 보상하는 관절이 기능을 대신 수행하면서 움직임이 일어나지 않기 때문에 기능이 떨어진 정보를 수집하지 못하는 것이지만, 고유수용성감각 수용기의 입장에서는 문제가 감지되지 않아 중추신경계로 보내는 정보가 없고 중추신경계 입장에서는 답답하게도 이를 정상으로 인식하는 것이다.

[그림 38] 고유수용성 감각 수용기와 착각

① **근방추 길이 감지 센서:** 변형으로 인해 다른 근육의 보상(대신수축)과 해당근육의 기능 저하로 길이 변화가 발생하지 않음. 문제를 인식하지 못함.

② **건방추 긴장 감지 센서:** 변형으로 인해 다른 근육의 보상(대신수축)과 해당근육의 기능 저하로 긴장 변화가 발생하지 않음. 문제를 인식하지 못함.

관절의 변형이나 비가동으로 인한 수용기의 비활성은 해당 감각을 인식하지 못하게 한다. 기능에 문제가 없다는 전제하에서는 인접한 관절이나 커플로 움직이는 근육이 보상하여 동작을 대신 수행하고 있기 때문에 일상생활 간에는 초기에 기능 제한을 알아채기도 어렵다.

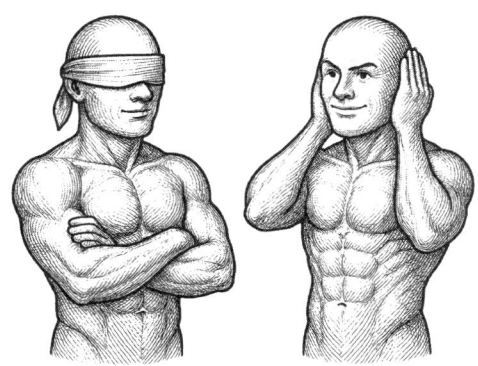

각각의 감각수용기는 해당하는 감각만 인식할 수 있다.

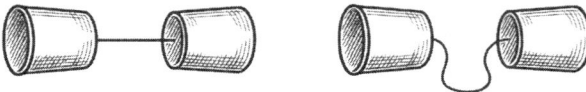

근육과 건에 있는 고유수용감각은 종이컵 전화기와 같이 적당한 긴장도가 형성되어 있을 때는 정보를 잘 전달하지만 자세가 느슨해져 있거나 변형으로 인해 적당한 긴장을 충족하지 못할 때는 정보를 잘 전달하지 못한다. 환자에게 "바로 앉아 보세요."라고 말하는 실험을 해 보았다.

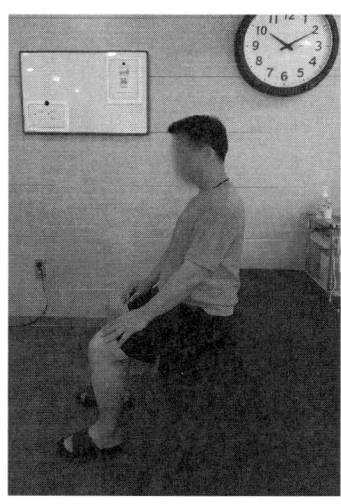
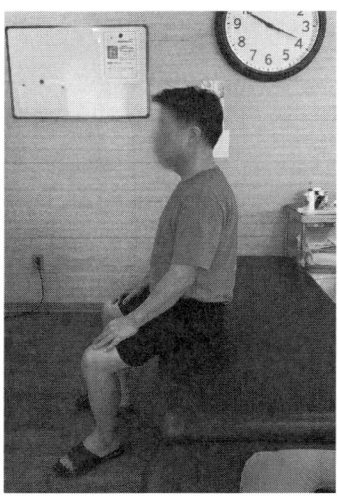

왼쪽 사진은 고관절 불균형 치료 전이고 오른쪽 사진은 고관절 불균형 1회 치료 후 사진이다. 환자는 사진을 보여 주기 전까지 치료 전후 모두 똑같이 바로 앉아 있었다고 믿고 있었다.

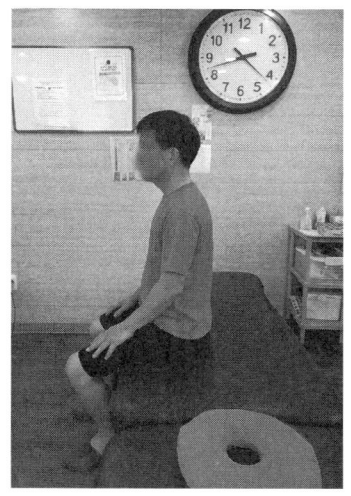 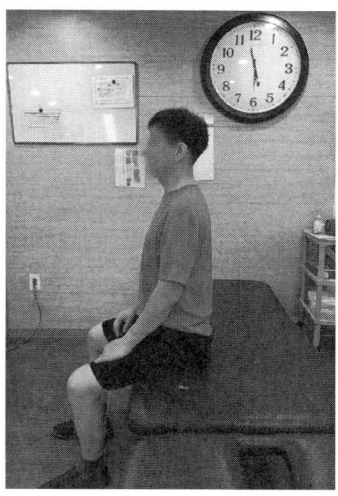

이 환자는 견관절 가동 범위 제한에 대한 치료 전후로 바로 앉기를 시도한 사진이다. 이 환자도 사진을 보여 주기 전까지 두 번 모두 완벽하게 같은 자세를 취하고 있다고 믿고 있었다.

아버지는 부모로부터 부양받던 시절에 형성된, 가장이 가족을 대하는 선입견(감각기관의 발달)으로 인해 부양하는 위치로 변해서도 가족의 아픔을 감지하지 못했다. 나이가 들고 시간이 지나 할아버지, 할머니가 돌아가시고 난 이후에서야 부양하는 위치에서 벗어나 새로운 입장(자세가 바뀌면 담당하던 고유수용감각도 바뀌게 된다.)에 적응하면서 가족의 힘들었던 점을 감지할 수 있게 되었다.

2) 중추신경계의 오해, 두 번째. 어지럼증

감각이 전정기관과 다른 정보를 말하면 생기는 현상을 어지럼증이라고 한다. 균형이라는 책임을 지고 있는 전정감각은 눈을 감거나 자세를 바꿔도 지속적으로 정보를 통합하면서 책임을 수행한다. 시각이나 고유수용감각과 달리 인지된 사실과 다른 정보에 대해서 '아, 착각했구나.' 하고 그냥 넘어가지 못한다. 혼란스러운 상태에서도 계속해서 정보의 통합을 시도하면서 혼란스러운 상태 그대로도 자세와 균형을 책임져야 한다.

흔한 예로 차를 타거나 배를 타면 나타나는 멀미가 있다. 시각 정보와 전정감각 정보가 실시간으로 오차가 발생하면 어지럼증을 느끼는 상태가 되는데, 눈으로 보는 흔들림 정도와 전정기관으로 느껴지는 흔들림 정도가 서로 달라 정보 통합과 결론이 혼란스러워 어지럼증이 나타난다.

병리적인 경우는 이석증과 같이 전정감각을 담당하는 세반고리관에 문제가 생겨서 전정감각 정보에 급격한 오차가 발생해도 어지럼증을 느낀다. 기립성 저혈압에서처럼 혈액이 산소공급을 잘하지 못해 생기는, 눈앞이 아득해지는 어지럼증과는 다르다. 균형과 자세의 문제로 오는 어지럼증은 시야가 빙글빙글 돌거나 일렁거리는 것 같은 어지럼증을 느낀다.

임상적으로는 이석증으로 인한 어지럼증이나 머리를 받치고 있는 경추의 기립근들과 안정화에 관여하는 근육들의 비대칭 혹은 불안정성에 대한 어지럼증이 주 치료 대상인데, 이석증은 체위 변경으로 머리와 경추의 움직임이 있는 경우, 직후에 급격하게 어지럼증이 증가했다가 잦아들면 도수치료 대상이 된다. 경추 불안정성이나 자세 근육이 경추 안정성에 비대칭 혹은 불균형하게 간섭해서 생기는 어지럼증에 대한 도수치료는, 이유를 찾지 못하는 어지럼증은 물론 치료 후에도 지속되는 어지럼증의 이석증 환자에게도 적용된다.

멀미가 시각과 전정감각의 인지 부조화로 인해 나타났다면, 경추 불안정성이나 자세 유지근의 불균형으로 인한 어지럼증은 고유수용감각과 전정감각의 인지 부조화로 나타나는 것으로 보인다. 전정감각, 고유수용성, 시각 등의 감각기관이 정상적으로 작동하지 못해, 예측할 수 있는 범위 밖의 오차를 포함한 정보를 받아들이거나, 통합할 수 있는 범위 밖의 감각에 대해 인지하려 들 때 우리는 인지하려는 정보에 대해서 어지럼증을 느낄 수 있다.

빈번히 일어나는 실제와 감각의 인지 부조화 같은 이유로, 나의 아버지도 가장으로서 가족이 이야기하는 것을 공감하기에는, 스스로의 선입견을 넘어서는 감각에 대해 인지해야 했기 때문에 어지러워했을 것이다. 한번 어지럼증에 노출되면 많은 어지럼증을 겪는 환자들처럼 더 익숙한 감각을 붙잡으며 의존하고 더 강하게 힘줘 버티려 했을 것이다.

어지럼증을 겪을 정도로 심각한 인지 부조화를 일으키는 정도까지는 아니더라도 신체의 불균형이나 기능의 불균형으로 인해 문제가 생긴 환자를 평가해 보면 대부분은 본인에게 어떤 문제가 있는지 이해하지 못하거나 잘못 알고 있는 경우가 많다. 그렇기 때문에 치료사는 환자가 말하는 정보와 치료사 스스로가 보고 확인하는 정보를 교차 검증하면서 문제를 더듬어 나가게 된다.

이 과정에서 해당 관절의 고유한 역학적인 이득을 구현하지 못할 정도로 환자의 고유수용감각이 떨어진 상태라면, 가동 범위나 조절력의 문제를 인식하지 못한다. 이때 여러 번의 시각 정보를 통한 확인이나 반대 측 정상 관절과의 차이를 비교를 통해 환자를 이해시킬 수 있다. 그런 이후에서야 환자는 무엇을 치료할지 이해하고 제대로 된 협력을 할 수 있게 된다.

그러나 실제 치료를 할 때에는 이런 과정을 거칠 시간이 부족해서 기능이나 통증의 회복에만 집중하게 되는 일이 흔히 있다. 그럴 때면 환자는 무엇을 치료해야 하는지, 무엇을 위해 치료 행위를 해야 하는지 이해하지 못해 협력하지 않는 일이 종종 발생한다.

문제 인식은 문제가 되는 정보를 인지할 수 있는 감각수용체계의 각성과 같다. 감각되지만 인지할 수 없는 문제는 원인을 오해하게 만들어 원인에 다가설 수 없게 하고 마찬가지로 감각되지만 인지할 수 없는 문제 때문에 그저 일상적인 행위에도 치명적인 상처를 입을 수 있다.

높은 온도에 접촉했음에도 불구하고 뜨거움을 인지할 수 없으면 화상을 크게 입는 것처럼, 기울어진 자세를 인지할 수 없으면 지속적으로 더 기울면서 전단력이나 비틀림이 더 진행되는 결과로 이어지니까 말이다.

관계를 치료하기 위해 문제를 인식하고자 할 때에 반드시 구분해야 할 것은 관계에서 치료의 대상은 상대방이 아니라 관계 자체에 있다는 것이다. 다른 관계와 소통이 정상적으로 작동하더라도 치료해야 할 우리의 관계는 정상적으로 작동하지 않을 수 있다. 우리의 관계가 협력해서 충족해야 할 기대치를 다른 관계(부모나 친구 혹은 동료)가 소화하고 있다면 아마도 우리의 관계에서 문제는 감각되지 않을 가능성이 크다.

내 어린 시절 아버지는 사회 속에서 훌륭하게 관계를 소화해 나갔고 문제가 있는 것은 어머니와의 관계 그리고 나와의 관계였다. 어머니를 힘들게 하는 것, 나의 의견이 받아들여지지 않는 것은 아버지의 문제라고 생각했다. 내가 볼 수 있는 것은 가족 안에서 보는 아버지였고 내가 마주하는 관계는 가족 안에서 아버지와 나의 관계였으니 나는 우리 가족이 겪고 있는 불합리한 희생과 어려움이 아버지의 문제라고 생각하고 고치려고 들었다.

서른이 넘은 어느 날 알게 된 아버지의 힘들었던 어린 시절은 나의 인지 부조화를 정상화하는 데 큰 도움을 주었다. 가혹할 정도로 인내를 강요했던 부모 형제 관계에서 어린 시절부터 힘들고 불합리한 희생을 감수한 것이다. 그렇기 때문에 아버지 본인이 생각하기에 적당한 희생과 고통을 가족에게 요구했다는 것을 깨달았다.

○ 부서진 관계가 가야 할 방향

그렇게 처음 마주한 아버지 너머의 관계는 이해할 수 없었다. 시간이 흘러 노년이 된 아버지를 앞두고서야 그 관계에 대한 책임은 아버지가 아니라 우리 부자가 그리고 앞으로는 내가 소화해야 한다는 것을 깨달을 수 있었다. 내가 가문의 기대를 소화할 차례가 오자 어머니는 갑자기 다른 사람이 된 것처럼 단호하게 친척 관계를 정리하자고 하셨고, 아버지도 동의하셨다. 그런 이후에야 비로소 아버지와 어머니는 무거운 짐으로부터 해방되었다.

중년인 내가 소화해야 할 기대는, 가장으로서 부양과 질서의 책임을 지진다는 것이다. 책임을 진다는 것은 생각보다 입체적인 괴로움이며 아버지로부터 가장의 자리를 물려받기 전까지는 그저 수면 위에 빛나는 빙산의 일각이었다. 어릴 때에는 우리 가족에게 가해지는 경제적인, 사회적인 기대치를 아버지와 어머니가 모두 짊어지고 있었기에 나는 사회적, 경제적 부하를 정확히 인지할 수 없었다. 심지어 성인이 되어서도 말이다. 좀 더 일찍 깨달았다면 어땠을까 하며 철없는 아들을 데리고 힘든 날을 버텨 오셨던 아버지와 어머니께 감사한다.

결혼을 함으로써 가족이 확장되고 내가 아버지가 되면서 관계를 대하는 자세가 바뀌자, 사회와 가족 안에서 아버지가 맺는 관계를 온전히 감각할 수 있었다. 내가 원망했던 아버지는 불확실성과 가혹한 경쟁자들이 넘쳐 나는 바다에서 어떻게든 가족들을 조각배에 올려놓기 위해, 당신에게 주어진 배움과 경험으로 짠 그물을 악착같이 붙드는 어부와 같았을 것이다. 나이가 들어 가는 지금에도 자신의 역할을 이어받은 아들이 바다에 빠질까 봐 조마조마하여 위험한 배의 가장자리에서 고집부리고 싶은 눈치이다. 나이 40이 넘은 아들인데 말이다.

나와 아버지를 하나로 묶고, 협력해야 할 역할과 문제에 집중하자 3인칭처럼 한 걸음 떨어져 문제를 관찰할 수 있었고, 아버지의 등 뒤로 이어진 관계 또한 시야에 넣을 수 있었다. 이때부터 우리 관계의 문제가 바로잡혔고, 동시에 아버지와의 관계를 대하는 내 자세를 바로잡을 수 있었다.

내가 새로운 그물(배움과 경험)을 가지고 나타는 것보다 아버지의 그물(아버지의 경험과 가르침)을 깁고 덧붙이기를 아버지가 바란 것은, 익숙한 그물이라야 가장자리를 빼앗기지 않는다는 명분이 있기 때문이었다. 가장자리와 낡은 그물에 대해서 아버지를 설득할 수 있는 포인트는,

얼마나 합리적이고 효율적인가보다 얼마나 내가 안전하게 가족의 안전을 확보하는가였다. 이 부분을 염두에 두자 대화는 좀 더 원활하게 흘러갔다.

지금도 나는 아버지와 멀찍한 거리를 유지하고 살아간다. 그러나 더 이상 아버지는 예전과 같이 고집스럽지 않고 나는 전보다 아버지의 방식을 이해한다. 문제는 아직도 완전히 해결되지 않았지만 문제를 들여다보고 인지할 수 있는 수용기가 활성화된 것만으로도 나는 이 관계가 나아가야 할 방향 정도는 잡을 수 있었고 상처를 보호하며 느리지만 아버지와 나의 관계를 재활하듯 움직여 나갈 수 있었다.

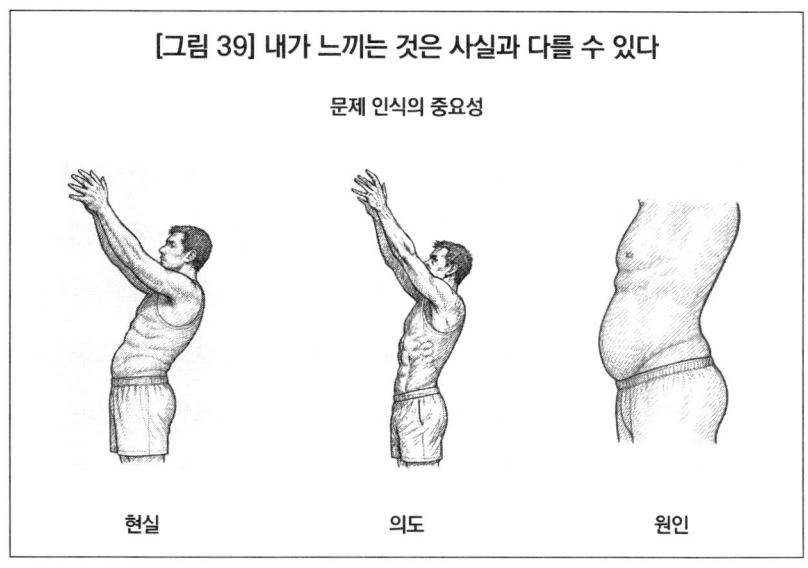

[그림 39] 내가 느끼는 것은 사실과 다를 수 있다

문제 인식의 중요성

현실 / 의도 / 원인

직장이나 학교 등 어디에서도 그룹 전체에 요구되는 기대치를 완전히 골고루 나누어 분배하거나 모든 구성원에게 동일하게 기대치의 부하가 븐산되게 할 수는 없다. 관절이 그렇듯 더 부하를 많이 부담하는 관계가 있을 것이다. 또 그런 부하를 거의 느끼지 못하는 관계도 있을 것이다. 자세에 따라 부하를 부담하는 주 관절이 달라지듯이 기대치의 종류에 따라 그러한 부하를 소화하는 부서가 다른 경우도 있을 것이다.

두 사람 사이에 마찰이나 압력이 발생하는 순간에 상대방의 문제로만 바라보면 이해할 수 없는 부분도, 상대방 너머 이어진 관계를 시야에 담아 보자. 마주한 관계에서 개인의 입장과 각자가 어떤 역할을 소화해야 하는지 살피다 보면, 관계를 대하는 자세(스탠스)를 바꾸며 관계(상대방) 너머에 가해지는 부하(처해진 상황)를 감각할 수 있게 된다. 문제 인식은 치료의 필요성을 인식시켜 치료 행위를 시작하게 하고 치료의 방향을 잡아 치료 행위의 노력이 엇나가지 않게 한다.

우리 몸의 턱이나 발과 같은 특수한 관절처럼, 이해하기는 어렵지만 연결했을 때는 없는 것이 상상할 수 없을 정도로 중요한 관절이었거나, 일반적으로는 상상할 수 없는 긍정적인 시너지를 보여 주는 경우도 있다. 하지만 반드시 경계해야 할 것은 마치 상하고 병든 관절이 그러한 것처럼 연결하려는 노력이 무용한 경우도 있다는 것이다.

관절과 관계 모두 기초적인 활용을 통해 기대되는 자세와 기능을 수행해 보고 감각기관을 각성해서 문제 인식이 시작되어야 관절이든 관계든 치료하려는 행위가 길을 잃지 않고 뻗어 나가게 된다. 반대로 무엇이 문제인지 제대로 인식하지 못하는 경우에는 치료하려는 행위가 길을 잃고 헤매게 될 가능성이 높다.

○ 선택적이고 최적화된 치유

　기능과 정렬을 개선하는 치료는 조직을 괴롭히는 손상의 위험인자와 원인을 제어하는 방법이고, 치료 이후 조직이 자극받지 않고 쉴 수 있게 되면서 치유가 일어난다. 치유의 시작은 휴식이다. 신체의 신진대사가 가지고 있는 치유 능력이 물리적인 자극이나 부하와 줄다리기하면서 힘겨워하고 있을 때 해당 관절이나 조직이 불필요한 자극이나 과부하로부터 쉴 수 있도록 기능적으로 정교하게 움직이게 하여야 한다. 그럼으로써 치유 능력이 온전히 발휘될 수 있도록 하면 신기할 정도로 관절이 잘 회복된다. 유연성을 확보하고 기대받는 기능을 수행할 '그룹의 관절' 또는 '커플의 관절'을 조화롭게 하는 것으로 해당 관절에 가해지는 불필요한 부하나 자극을 줄여서 치유 작용이 마음껏 일어나도록 하는 것이다.

　선택적인 치료에 앞서 쉬어야 할 범위를 특정하기 위해 통증이라는 신호에 귀 기울여야 하는데 통증이라는 신호는 정서적인 불쾌한 경험을 포함한다. 악의적인 의도가 없어도 개인에게 충분히 위협이 되거나, 혹은 악의적인 의도가 점점 현실화되어 실제 손상이나 통증이 일어날 가능성을 몸이 경고하는 경우가 그것이다.

　근골격계에서 통증의 추적은 문제 인식을 위한 중요한 과정이다. 제대로 된 추적이 일어나지 않으면 인지 부조화로 추적하기 어렵거나 엉뚱한 곳을 맴돌게 만들기도 한다.

[그림 40] 통증의 추적을 어렵게 하는 짝힘

짝힘은 서로 다른 방향으로 밀어 내지만 같은 방향으로 회전하는 회전문과 같은 움직이는 것이다. 그렇기 때문에 종종 증상의 원인을 전혀 다른 방향에서 찾도록 만든다.

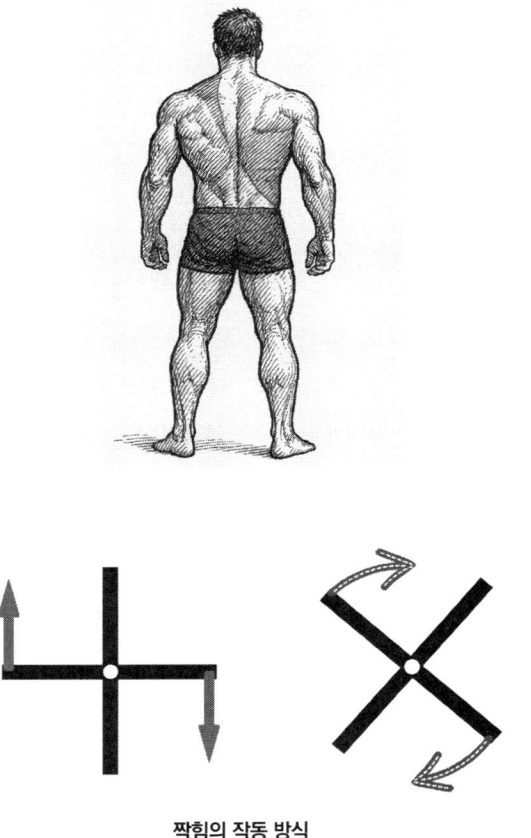

짝힘의 작동 방식

> 예를 들어, 어떤 경우에는 왼쪽 승모근의 긴장이 오른쪽 광배근의 단축 또는 오른쪽 고관절 굴곡근의 긴장과 협력하면서, 더 영향력이 큰 근육인 오른쪽 광배근의 긴장이나 고관절 굴곡근의 긴장이 원인처럼 작용하기도 한다. 이런 경우 하염없이 왼쪽 승모근만을 이완하다 보면 원하는 결과를 얻을 수 없다.

관계에서도 치열한 대화와 갈등이 만들어 내는 성장이 필요할 때도 있지만 치유하고 성장하기 위해서는 자극을 줄이고 휴식을 취하는 시간이 반드시 필요하다. 불쾌한 경험이나 악의적인 의도로부터 스스로를 보호하기 위한 간격이 있다. 그 간격을 유지하려는 노력과 기술을 통해 관계를 보호할 필요가 있다. 그래야 치유를 이끌어 낼 수 있다.

구분해야 할 것은 간격을 느슨하게 가져가면서 안정감을 주는 것과, 싸운 뒤에 말하지 않는 침묵의 차이이다. 침묵은 침묵 직전의 메시지에서 상상력이라는 윤활제로 관성을 제공하기 마련이라, 싸운 뒤에 침묵으로 벌리는 간격은 상처를 벌리고 헤집는 넓이이다.

○ 치료와 중재

치료가 본연의 기능을 회복하고 근본적인 문제의 원인을 복구하는 데 집중한다면 치료 한계가 명확한 상황에서 혹은 재활의 마지막에 다다르는 상황에서는 중재라는 접근 방식을 시도한다. 해부학적 결손이나 회복할 수 없는 마비 등 명확한 물리적인 한계로 기능이 회복될 수 있는 잠재력을 기대할 수 없는 상황에서 시도되는 방법이다. 보조 기구의 도움이나 내구성에 손해를 감수하는 비정상 패턴의 허용 등 다양한 시각으로 환경과 과제를 끌어올려 기대되는 목적을 달성하기 쉽게 까치발을 받쳐 준다.

 관계에서도 성장은 물론 치료되거나 치유되지 못하는 한계는 존재한다. 부서지고 마비되어 정상적으로 작용하지 못하는 한계가 뚜렷한 관계는 문제를 고치려 들지 않고 특성으로 이해한 채로 관계를 이어 간다. 또는 관계의 내구성 또한 한계가 있다는 것을 이해하고 기대치를 낮추는 방법이 있다. 그러나 관절이든 관계이든 중재와 같은 접근은 항상 치료를 시도한 다음 기회에 시도되어야 한다는 것을 기억해야 한다. 중재는 위에 언급한 것처럼 손상이나 장애가 있더라도 기능을 이어 갈 수 있도록 비정상적인 움직임마저 허용하는 창의적인 접근이지만, 발달의 한계 또는 성장할 수 없는 확장성의 한계를 선고하고 집행하는 수단이기 때문이다.

**[그림 41] 편마비 환자가 지팡이에 대한 의존도가 높아져,
지팡이로부터 독립하는 다음 단계가 제한되는 사례(중재의 명과 암)**

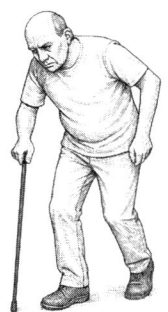

편마비 환자의 마비된 측의 체중 지지를 이끌어 내는 보행 재활을 한다고 하면 '체중 지지 불가능 → 부분 체중 지지 가능 → 완전한 체중 지지 가능' 순으로 변화할 것이다.

하지만 만약 '부분 체중 지지 가능' 단계에서 빠른 보행 경험을 위해 지팡이를 쥐여 준다면, 환자는 지팡이에 대한 의존도 때문에 완전한 체중 지지를 통한 독립적인 보행에 이를 수 없게 된다.

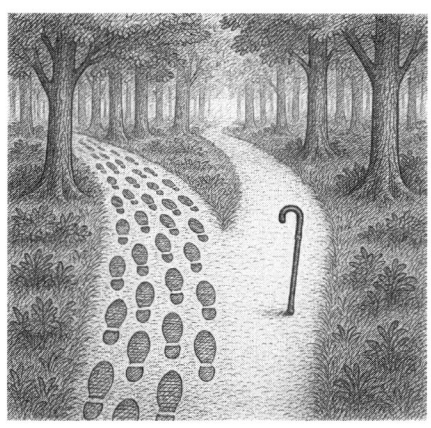

참고로, 요부 척수손상으로 완전마비가 된 환자는 보조기를 통해 보행을 이룰 수 있다.

손상 단계	가능한 보행의 종류
L1, L2 손상	이 환자는 긴다리보조기(long leg brace)와 목발이나 워커를 사용하여 기능적인 보행이 가능하다. 그러나 엉덩허리근(iliopsoas)의 근력이 3등급 이상이어야 한다.
L3 손상	이 환자는 짧은다리보조기(short leg brace)와 목발이나 워커를 이용해 기능적인 보행이 가능하다.
L4 손상	이 환자는 짧은다리보조기(short leg brace)와 지팡이를 사용하여 기능적인 보행이 가능하다.
L5, S2 손상	이 환자는 짧은다리보조기(short leg brace)나 발목을 감싸는 신발을 착용하여 기능적인 보행이 가능하다.

하지만 위와 같은 중재는 단순히 걷는 것이 가능하다는 의미일 뿐, 보조기를 착용한 환자에게 "이제 걸을 수 있으니 군대에 가고 대중교통을 이용하라."라는 요구는 관절과 보행의 수명을 단축시키거나 손상시키는 것이다. 추가적으로 이는 환자와 가장 가까운 사람들의 희생과 배려를 강요하는 선택이 될 수 있다.

따라서 중재는 치료 이후에 고려되는 방법이며, 장기적인 관점에서 환자의 건강과 안전을 고려해서 선택되어야 한다. 치료를 통해 근력을 각성하고, 정상적인 보행을 회복하는 것은 단순히 걷는 것에 그치지 않고, 환자의 미래에 전반적인 삶의 질을 결정짓게 한다.

3부
치료의 모델:
건강한 삶으로의 회복

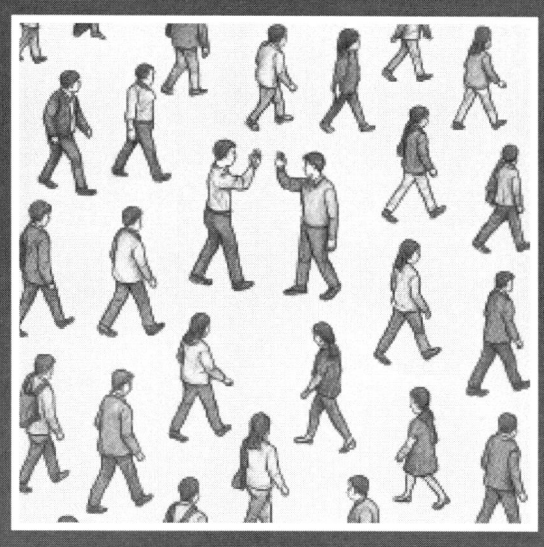

⑦ 운동 모델:
움직임은 생명이다

○ 움직임으로부터 시작되는 것

움직임에 불편함을 느끼지 못하는 사람들은 움직임을 잃는 것이 어떤 의미인지 모를 것이다. 또한 움직임을 포기한 사람들도 움직임이 시작된다는 것이 어떤 의미인지 상상하기 어려울 것이다.

움직임은 부하를 섭취하기 위한 신체의 저작 활동과 같다. 입안에 사과 한 조각을 씹는 턱의 저작 움직임 없이는, 사과 조각은 영양은커녕 식도와 위를 다치게 하는 이물질에 가깝다. 우리 몸을 둘러싼 중력과 부하 또한 잘게 쪼개고 소화할 수 있을 만큼 부드럽게 분산하려면 신체의 움직임이 활용되어서 중력과 부하를 성장과 발달의 영양분으로 만들어야 한다.

무릎관절 수술 이후에 관절 기능이 떨어져서 운동을 멀리한 채 살아가던 30대 환자분이 있었다. 운동을 하다가 무릎관절을 다치고 성공적인 수술 후 재활도 했으나 기능 회복에는 한계가 있었다. 기능 제한을 넘어서는 시도에는 통증이 발현되니 하지 말아야 할 것에 대한 명확한 인지가 가능했다. 심리적으로도 위축되어 가벼운 운동도 하지 못하게 됐다. 관절은 비가동으로 인한 근력 약화와 연부조직의 탄력 저하로 통증에 취약해지고, 통증에 취약해지니 점점 생활 반경을 축소하고 다시 움직이지 않는 악순환의 상태였다.

내원 당시에는 무릎통증보다는 척추의 전반적인 가동 범위 축소, 특히 경추에 움직임이 제한되고 통증이 나타나는 상태였다. 오랫동안 목이 아파서 고생한 분에게 내가 제안한 장기적인 목표는 엉뚱하게도 '달릴 수 있게 해 봅시다'였다.

환자는 사회적으로 활발한 활동과 성장을 해야 하는 시기였으나 무릎 관절의 기능 제한은 오히려 정신적, 신체적으로 환자의 행동반경을 줄여 갈 것이 분명해 보였다. 아마도 환자는 수술 이후에 여러 시도를 했지만 모두 실패했던 것으로 보였다. 달리는 것을 목표로 하자는 말에 환자는 무릎관절에 적극적인 치료가 이루어질 것을 예상하며 오히려 더 큰 문제를 만들까 봐 두려워했었다. 하지만 경추 문제를 해결하는 과정에서 무릎관절의 직접적인 조작 없이 골반과 발목을 조작하는 것으로 무릎관절 가동 범위가 회복되는 것을 확인하고는 신기해하며 치료에 협조했다.

환자의 재정 상태와 업무 시간 등의 현실적인 문제로 1년에 3개월 정도로 시즌을 정해서 치료했었는데 첫 번째 시즌의 목표는 고개를 숙이거나 앉아 있을 때 나타나는 목의 통증을 해결하는 것이었다. 치료는 경추에 대한 조작 없이 골반 정렬과 쪼그려 앉기를 개선시키면서 경추 통증과 가동 범위를 해결할 수 있었다.

이후 1년이 훌쩍 넘어 다시 만났는데 두 번째 시즌에는 관리를 잘해 와서 치료를 시작하고 한 달 정도 이후부터는 달릴 수 있었다. 컨디션이 괜찮을 때는 달리는 것에 문제가 없었고, 컨디션이 안 좋을 때는 장시간서 있거나 걸을 때 통증이 나타나기도 했는데 근긴장도가 아직 이상적인 골반과 무릎관절 위치를 유지하기 어려워해서였다. 두 번째 시즌의 목표는 항상 달릴 수 있는 안정적인 상태를 유지하는 것이었고, 세 번째 시즌의 목표는 프리다이빙 같은 남성성을 지켜 주는 운동으로 취미 생활을 시작하는 것이었다. 과정은 복잡했지만, 결과적으로 무릎관절의 움직임이 회복된 것만으로 경추와 척추 전반의 문제가 회복되었고, 환자는 새로운 도전에 대한 용기를 얻었었다.

 수술이나 노화 등 어떤 이유에서도 비가동으로 인한 문제는 소리 없이 스며들어 미래를 꿈꾸지 못하게 하고 현실과 타협하는 법을 가르친다. 시간이 흐르며 움직이지 않는 관절은 인접한 관절이나 협력하는 관절 모두 평등하게 기능을 망가뜨린다.
 특히 달리는 기능은 팔다리 할 것 없이 일상생활 전반의 동작을 지원하기 때문에 잃지 않게 주기적으로 활용해 줘야 하고, 기능을 잃었다면 적극적인 운동을 통해 회복하는 것이 좋다. 만약 운동을 통해서도 회복되지 않는다면 전문가를 찾아가 빠르게 회복하는 것이 필요하다.
 달리기와 같은 운동은 도미노처럼 연쇄적인 반응을 이끌어 낸다. 움직임의 도미노는 3가지 개념으로 형상화할 수 있다. 생존을 유지시키는 자동적인 움직임, 경험과 학습으로 장착된 무의식적인 움직임, 의도나 목적에 따라 움직이는 의식적인 움직임이다. 이 중 의식적인 움직임을 통해 운동이라는 행위를 할 수 있다. 목적을 가지고 반복함으로써 필요의 방향성을 새겨 넣으면 무의식적인 움직임을 수정하거나 덮어씌우기도 하며 심장과 폐와 같은 자동적인 움직임에 더 높은 요구도를 제공하여 발달을 끌어낸다.

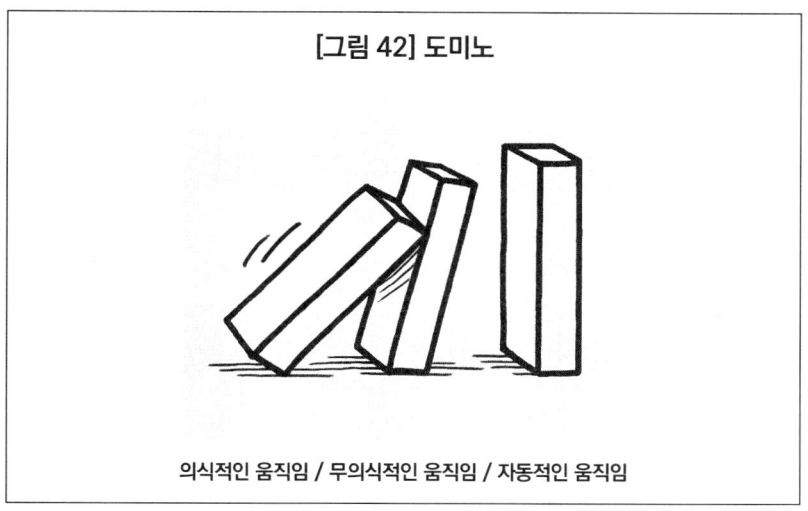

[그림 42] 도미노

의식적인 움직임 / 무의식적인 움직임 / 자동적인 움직임

 살아 움직인다는 말에서 살아 있는 것은 움직인다는 사실을 알 수 있다. 물론 수면 상태에서는 움직이지 않지만 그것과는 별개로 영원한 수면은 곧 죽음을 의미한다. 따라서 움직이지 못하는 신체는 온전히 살아 있다고 보기 어렵다.

 위의 사례가 아니더라도 환자들을 치료했던 경험에 비추어 보면, 신체 기능이 회복되거나 혹은 한 단계 높아진 신체 기능을 얻게 되면 "다시 태어난 것 같다.", "내가 이런 식으로 움직일 수 있게 될 줄은 몰랐다." 등의 표현을 한다.

 관절이나 근육 그리고 심혈관계는 그저 움직이지 않았을 뿐인데 그다지 길지 않은 시간과 만나 잘 움직이지 못하게 되어 버린다. 높은 확률로 감각기관의 기능 저하까지 동반하면서, 여러 관절이 동시에 협응하는 기능 저하가 일어난다는 사실은 꿈에도 알 수 없게 된다. 또한 기능 제한으로 인한 움직임의 소실은 마치 암처럼 퍼져 나가 관절 내 영양과 노폐물을 교환하는 능력과 근육의 영양과 탄력, 신경근 조절 능력과 심폐지구력까지 모조리 거두어 버린다. 관절 사이가 압박되고 움직이지 못해 통증을 유발하는 요추의 후관절증후군이 대표적이다.

[그림 43] 움직이지 않는 관절! 후관절증후군의 특징

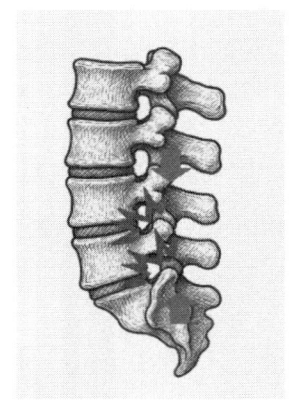
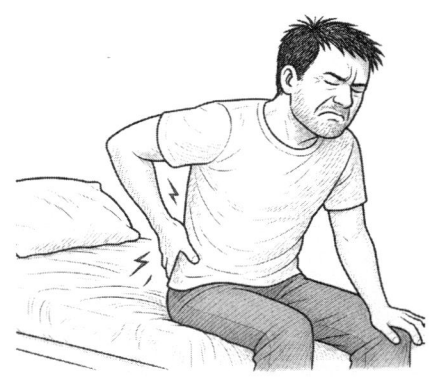

요추의 후관절증후군 환자들은 아침에 일어나면 통증이 있고, 움직이기 시작하면 덜 아프다. 한 자세로 가만히 있으면 아파한다. 서 있는 자세, 앉아 있는 자세, 심지어 누워 있는 자세도 한 자세로 가만히 있으면 아프다 한다. 일반적으로는 허리를 숙일 때보다 젖힐 때 더 고통을 느낀다.

후관절증후군은 좁아진 간격 탓에 움직임 없이 시간이 지나면 신진대사가 저하되며 통증이 나타난다. 요추에서는 장요근의 이완이 가장 직접적인 효과를 보이고 고관절 굴곡근, 단축 골반의 전방경사 등에 영향을 받기도 한다.

움직임은 생명이다. 잘 움직이지 못하는 관절의 움직임을 시도하고 이어 나가는 것은 신체의 생명력을 끌어올리는 방법이다. 서툴게 처음 시작한 움직임은 반복하여 기능의 향상이 일어나는 순간까지 필요에 부합하기 위해, 신체 기관이 영양을 공급하고 학습과 성장을 내놓도록 한다.

새롭게 시작하는 움직임은 서투른 조절 능력으로 근육의 떨림을 동반한다. 이러한 에러는 소뇌라는 조정장치에 의해 서투른 시행착오가 수렴되고 매끄러운 협응 능력으로 다듬어진다. 운동이라는 목적의 움직임은 운동 영역에 해당하는 중추신경계의 발달과 고유수용감각의 회복 근력뿐만 아니라 심폐지구력을 끌어낸다.

운동을 시작하면서 겪는 근육의 떨림은 부끄러워해야 할 것이 아니다. 누군가 보고 있다면 이 떨림은 새로운 움직임을 정확하게 마주한 설렘이라고 말해 보자. 소뇌가 새로운 움직임을 학습하고 통합하는 과정에서 에러를 복구하기 전까지 떨림을 겪는다고 설명해 보자. 이것은 사실이지만 말하고 나서 부끄러움이 줄거나 하지는 않는다. 그냥 응원하고 싶었다. 파이팅!

[그림 44] 무의식적인 움직임을 끌어내는 의식적인 움직임

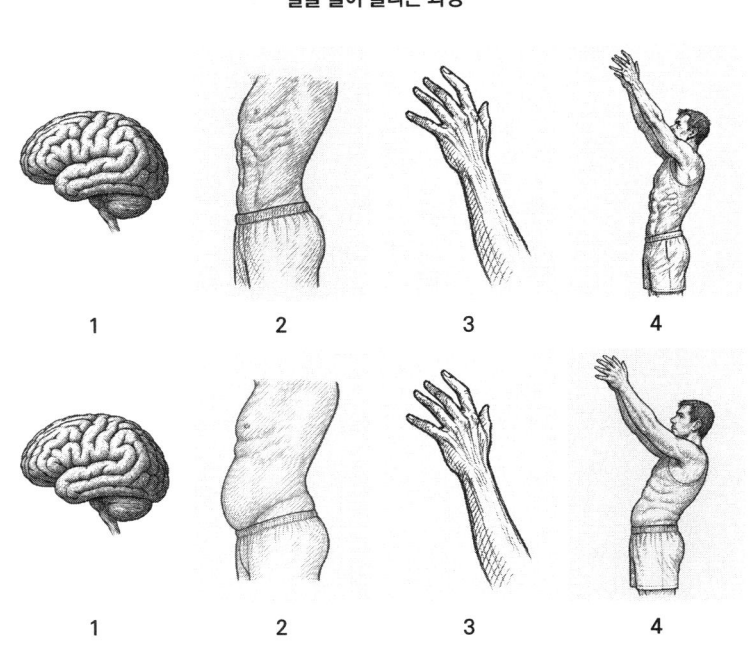

팔을 들어 올리는 과정

팔을 뻗기 전에 선행적으로 코어가 활성화되고 체간 신전근이 준비된다. 건강한 신체는 손을 들어 올린다고 의도하면 손을 움직이기 전에 허리를 기립시키고 코어를 준비시킨다. 무게중심이 이동하면 균형이 흔들린다는 것을 학습으로 알고 있는 것이다.

이러한 무의식적인 행위는 몸을 안정시키고 의식적인 행위에 선행해서 안정화라는 밑바탕을 만들어 준다. 오늘의 의식적인 움직임은 결국 내일의 무의식적인 움직임에 영향을 미친다.

○ 우리는 사회적으로 살아 움직인다
─ 사회적 수명

　나의 사회생활의 시작은 주로 심각한 손상이나 장애를 가진 노인을 재활하는 곳이었다. 일상으로 돌아가는 간절하고 소박한 꿈을 가진 환자들은 구구절절한 사연으로 나를 채찍질했다.

　그럼에도 불구하고 그 시점에서는 이미 이루기 힘든 꿈이 된 사람도 많았다. 당시에 하루 대략 14~18명 정도를 재활하면서 정해진 치료 시간을 훌쩍 넘기는 노력을 쏟은 환자도 있었다. 정말 치료해 주고 싶었던 몇몇 안타까운 사연의 환자들은 지쳐 덜덜 떨리는 손과 별개로 별다른 호전을 이루어 낼 수 없었다.

　막막함에 막막함을 더하던 어느 날, '이 환자들이 증상이 심해지기 전 과거로 갈 수 있다면 좀 더 쉽게 치료할 수 있을 텐데.' 하는 생각을 했었다. 훌쩍 시간이 지난 지금도 평온한 날에는 그때로 돌아가고 싶고, 또 한편으로는 그때에서 벗어나고 싶어진다.

　만약 치료사인 내가 미래의 재활병원에서 당신과 만났고, 당신의 사연이 안타까워서 지금의 시간으로 왔다면, 나는 당신을 설득할 수 있을까? 당신에게 치명적인 장애가 발생할 예정이고 그것을 대비하기 위해 지금부터 할 수 있는 준비를 하라고 하면 당신은 어떤 생각이 들 것 같은가?

　나는 그때보다 나이가 들었고, 내 환자들은 그때보다 젊어졌다. 우리의 수명은 계속 늘어나고 있다. 이유가 무엇이든 내가 어린 시절에 장수하는 노인의 분기점이었던 환갑은 이제 동네잔치까지 하기에는 조금 부끄러운 나이가 되었으며 세상은 당신의 동의 따위는 얻지 않고 점점 늘어나는 기대수명을 이야기하는 시대가 되었다. 그러나 당신이 걷고 일하며 사회구성원으로서 존재하는 몸은 그보다 빠르게 늙어 버릴 것이다.

배려와 도움을 줄 수 있을 만큼 여유 있는 또 다른 사회구성원이 없다면 소외되고야 마는 시간은 수명이 다하기 한참 이전에 찾아올 것이다. 그러나 당신은 열심히 살았고 그렇기에 남은 시간도 열심히 살 수 있다. 다만 고개를 들어 멀리 봐야 한다는 것에 동의한다면 사회적 수명이라는 개념을 알려 주고 싶다.

운동을 통해서 신체의 기능을 유지해야 하는 가장 큰 이유는 우리의 사회적 수명과 밀접한 관련이 있다. 관절은 일상생활에서 우리의 움직임을 지원하는 중요한 구조물로서, 기본적인 행동인 걸음, 앉기, 서기를 가능하게 한다. 이러한 기본적인 행동이 원활히 이루어지기 위해서는 관절이 정상적으로 기능해야 하며, 이는 우리의 독립적인 생활과 깊은 연관이 있다. 따라서 관절은 단순한 구조적 관점 이상의 역할을 수행하며, 사회적 접촉에서도 중요한 기초를 제공한다.

신체의 관절이 원활하게 기능할 때, 우리는 다양한 사회적 활동에 적극적으로 참여할 수 있으며, 이는 우리의 정서적, 정신적 건강에도 긍정적인 영향을 미친다.

우리는 사회에서 정신적 관절로 이어지면서 조직적으로 무리를 짓는다. 관계는 물리적으로 만나고 상호 작용하면서 기대되는 역할을 수행할 수 있을 때 지속된다(ADL).

일부 상황에서 신체 기능의 저하는 내구성이 떨어진 관계로 이어질 수 있다. 예를 들어, 이전에는 자율적으로 수행할 수 있었던 일상적인 활동(ADL)이 어려워지면, 우리는 파트너나 가족, 친구에게 의존하게 된다. 이 과정에서 관계는 여전히 '기능'을 하지만, 이전과는 달리 의존적인 형태로 변화하게 된다. 이러한 변화는 때로는 관계의 질에 영향을 미칠 수 있으며, 서로 간의 역할이나 기대도 재조정해야 하는 상황을 초래할 수 있다.

타인과의 상호 작용은 정서적 유대와 사회적 지지를 형성하는 데 필수적이다. 그러나 만약 신체의 관절이 제 기능을 하지 못하게 된다면, 우리는 관계를 지속하기 위해 도움이나 배려를 받아야 하며, 이는 종종 사회적 역할의 변화나 의존성을 초래할 수 있다.

당신의 신체 관절이 제 기능을 할 수 없는 시간이 온다면 당신은 관계를 이어 가기 위해 도움이나 배려를 받아야 하고, 때때로 이것은 내구성의 한계를 카운트다운하는 중재의 결과처럼 관계가 '기능'은 하지만 이전과는 같지는 않은, 즉 내구성이 떨어진 관계가 된다.

결국, 신체의 기능과 사회적 관계는 서로 밀접하게 연결되어 있다. 따라서 관절의 건강을 유지하는 것은 단순히 신체적 측면뿐만 아니라, 우리의 사회적 삶과 관계의 질을 향상시키기 위해서도 매우 중요하다. 지속적인 운동과 관리가 필요하며, 이는 신체적 기능을 유지하고, 사회적 관계를 더욱 풍부하게 하는 데 기여할 수 있다.

사회적 수명을 확인하기 위한 방법

① 타인에게 살아 있음이 관찰되어야 한다. 숨만 쉰다고 살아 있는 것은 아니다. 스스로도 살아 있음을 감각하고 사회로부터도 살아 있음이 감각되려면 일상생활을 수행할 수 있을 정도의 기능은 가지고 있어야 한다. 살아 있는 사람에게 당연히 기대되는 일상생활을 수행한다는 것은 관계를 맺은 사회에 살아 있음을 측정시켜 주는 바이탈 싸인과 같은 것이다.

5% 남은 휴대폰 배터리로는 외출할 수 없다. 만일 신체가 기능에 문제가 생겨 일상생활을 수행하지 못하면 치료를 해야 한다. 이때 치료를 위한 수단이 시간이나 비용과 같은 물리적인 한계를 넘어서거나, 대체하지 못할 조직이 내구성의 한계에 닿아 정상적으로 치료되지 못하면 환경의 편의성을 높이거나 주어진 과제의 문턱을 낮추는 중재를 선택해야 된다.

② 중재의 단계로 넘어와 일상생활을 수행하게 되면 환경의 편의성을 높이기 위해 추가적인 비용이나 노력을 지속적으로 소모해야 한다. 또한 과제의 문턱을 낮추기 위해 타인으로부터 배려를 받거나 비정상 움직임을 허용하는 순간 가혹한 선택의 갈림길에 선다. 사회로부터 받을 낮은 기대치를 인정하거나 어떻게든 기대치에 충족하기 위한 신체의 내구성 소모를 저울질하는 것 말이다. 관계 안에서 기대치의 정상적인 수행이 불가능함을 인정하고 배려를 요청하든지, 기대치의 정상적인 수행이 불가능함을 인정하지 않고 내구성을 깎아 가며 무리를 할지를 저울질해야 한다는 것이다. 이는 또한 사회적 수명을 카운트다운하는 결과를 가져온다.

이미 시작된 카운트다운의 속도를 늦추기 위해 조심해야 할 것과 해야 할 것 등을 짊어지고 삶의 반경이 계속 좁아지는 것 또한 치료의 한계를 받아들이고 중재로 내몰린 자의 숙명이다.

③ 일상생활이 가능한 신체를 가지고 있어야 한다. 그렇다면 정신은 어떠할까? 개인의 신체 기능 저하는 사회적 바이탈 싸인의 일종인 일상생활 수행 능력이 위태롭게 혹은 희미하게 측정되는 것과 같다. 하지만 일상적인 수행 능력의 기대치는 비단 신체 능력에 국한되지 않는다. 사회적 관계를 수행하는 정신적인 능력에도 일상적인 기대치는 있다. 일상적인 수행 능력의 기대치란, 일상적으로 타인으로부터 기대되는 당연한 반응이다. 어떤 사람과 관계가 맺어졌을 때 그저 이 사람과 일상을 소통하는 정도는 가능하겠구나 하는 정도가 그렇다.

그러나 정신적인 살아 있음에 대하여 분류, 측정하거나 정신적 내구성이 어떤지에 대하여 논하는 것은 나의 경험으로는 짐작만 할 뿐, 내 분야와 다른 전문가의 영역으로 짐작되어 서술하지 않겠다. 단지 신체의 기능이 떨어질 때 같이 소모되어 되돌릴 수 없는 관절이라는 샘플이 신체와 정신에 되돌릴 수 없는 사회적 수명이 있음을 개념적으로 설명할 수 있을 뿐이다. 이에 신체와 신체의 기능을 평가하는 치료적인 개념을 가져와 서술한다.

④ 스스로 살아 있음이 감각되어야 한다. 상상해 보자. 20대의 어느 날 혹은 70대의 어느 날, 설레는 이성과의 첫 약속 장소로 가기 위해 집 밖을 나설 때 당신은 그 어느 때보다 생명력이 넘칠 것이고 인사하고 악수하는 모두에게 그렇게 감각될 것이다. 드디어 약속 장소에 도착해 이성을 만나고 손안에 느껴지는 긴장의 습기와 시야를 가득 채우는 상대의 기분. 그리고 마침내 확인되는 당신을 향한 호감 사인! 그 순간에는 당신의 모든 바이탈 싸인과 정신적 파동이 살아 있다는 신호를 낭비에 가까울 정도로 알려 줄 것이다. 살아 있다는 것은 그런 것이다. 그러한 감각에 의하면 우리는 경우에 따라 더 살아 있기도, 덜 살아 있기도 한다. 그저 주어진 시간을 숨만 쉬며 살아가는 수명보다 진짜 살아 있는 수명을 강조하는 이유

는 당신이 살고 싶어 하는 시간은 그저 숨만 쉬며 살아가는 수명에 있지 않기 때문이다. 생명력이 치솟는 그러한 날에는 내일이 있음에도 아쉽게 느껴진다. 또 설레는 짧은 만남을 위해 기나긴 기다림 따위는 대수롭지 않게 지불하게 된다.

당신이 음미할 수 있는지와는 별개로 강렬한 살아 있음을 느끼는 순간 외에도 잔잔하게 생동하는 순간 또한 일상마다 존재하고 있다. 감사하고 소중한 삶이라는 여행에서 주어진 신체적 수명은 당신이 땅에서 보내는 휴가 기간이고, 사회적 수명은 당신에게 주어진 여행 예산과 같다. 4박 5일 휴가에서 예산이 부족해 2박 3일간만 여행하고 나머지를 숙소에서 보내야 한다거나, 예산을 타협하여 변변한 숙소도 없이 4박 5일의 길바닥 여행을 한다고 생각해 보자. 사회적 수명은 삶을 삶답게 살 수 있는 시간을 의미하며 다르게 표현하면 삶다운 삶의 가장 마지노선을 의미한다.

나의 생동하던 20대는 신경계 마비 환자들을 위한 재활병원을 직장으로 하여 일상의 대부분을 소진했다. 얼마 남지 않았던 사회적 수명이 치료를 통해 새롭게 주어지고 사회로 복귀하는 경우도 있었고, 치료의 한계를 받아들이고 중재를 했음에도 사회적 수명을 완전히 소진하여 요양 시설로 옮기는 경우도 있었다.

뼈저리게 느낀 것은 알고 있었든 모르고 있었든, 신체 기능이 저하되고 내구성이 마모될 때에는 분명히 신호가 있고, 이 신호를 늦기 전에 알아차리고 준비할수록 예후가 좋았다는 것이다. 머리 아프고 귀찮은 일이지만 이 땅에 주어진 당신의 휴가를 길바닥 여행으로 만들고 싶지 않다면 신체와 정신적 기능을 주기적으로 점검하고 활용할 필요가 있다.

○ 한 달에 한두 번 하는 운동이 가지는 의미

운동하라. 규칙적이고 활발한 운동을 하기 어렵다면 일주일에 한 번, 한 달에 한두 번이라도 신체 능력을 점검하고 활용하는 시간을 가져 보기를 바란다. 현실의 요구가 당신을 버겁게 하여 미처 운동을 계속 이어가지 못한다 하더라도 그저 너무 늦기 전에 문제를 인식하는 것만으로도 전문가의 도움을 최소화하여 문제를 해결할 수 있다. 하지만 가장 가성비 좋은 관리 방법은 규칙적인 운동을 통해 방향성을 만들어 가는 것이다.

움직임은 생명의 증거이자 무의식적인 움직임과 생존을 위한 자동적인 움직임에 생존의 이유를 되먹임을 하는 수단이 되기도 한다.

한 달에 한 두번의 운동이라도 의식적인 움직임으로 시작하여 신체가 잘 작동하는지 확인할 필요가 있다. 멀쩡하게 생겼다고 멀쩡하게 작동하지 않는다는 것은 4000년 전 메소포타미아 수메르의 석판에도 쓰여 있지 않았던가? 최소한의 기능이 잘 작동하는지 걷고 뛰며 기본적인 신체의 활용 경험을 주기적으로 겪어 보길 추천한다.

"어?" 하면 이미 조금 늦었다. 그래도 "에헤이~" 하기 전에는 조치를 취해야 할 것 아닌가?

08 '바로 누워서 잘 수 없다'는 건 어떤 의미일까?

수면할 때 신체는 휴식에 가져야 할 완벽한 조건을 가진다. 의식적인 움직임, 무의식적인 움직임, 심지어 생존을 위한 심장박동이나 호흡 등 자동적인 움직임마저 휴식을 위한 최소한의 움직임으로 바뀐다. 잠들기 위해 노력하면서 눈을 감고 몸을 이완시키는 시도만으로도 의식적인 움직임으로부터 자극을 제거하여 어느 정도 신체의 휴식을 도모할 수는 있다. 하지만 수면이 아니라면 무의식적인 움직임을 막기에는 어렵다. 무의식적인 움직임은 자극에 반사적으로 반응하며 이어서 생존을 위한 자동적인 움직임의 요구를 생성한다. 단편적으로 가려운 곳을 긁고 뒤척이는 등의 움직임도 부산스럽게 반복되면 혈액과 산소를 공급하기 위해 쉴 수가 없는 것이다.

수면에 들게 하기 위해서는 뇌가 처리하는 정보를 최소화해야 한다. 시각과 청각은 환경을 통제하여 정보를 줄이는 것이 가능하지만 신체적인 틀어짐과 비정상적인 긴장을 통해 생성되는 정보는 환경을 통해서는 통제하기 어렵다.

잠들려고 할 때 누가 눈에 강렬한 빛 정보를 깜빡이거나 귀에 거슬리는 청각 신호를 보낸다면 좋고 싫고를 떠나 뇌는 정보를 처리하기 위해 잠들기 어려울 것이다. 마찬가지로 신체의 불균형에서 오는 감각 정보 또한 계속 생산된다면 뇌는 수면에 들기 어렵다.

처음에는 그저 바로 누워 잠들지 못하는 것뿐, 편한 자세를 찾는 것으로 신체에서 오는 고유수용성감각 정보를 최소화할 수 있다. 하지만 시간이 지나면 어떤 자세에서도 편하게 잠들지 못하는 지경에 이르게 된다. 더 큰 곤란함은 시간이 지나 감각의 역치가 높아져 신체에서 오는 감각 정보가 있다는 것을 인지하지 못하는 상황이 된다는 것이다. 감각 정보는 발생하지만 스스로는 알 수 없고 그저 수면에만 방해받는다.

신체적인 틀어짐이나 비정상적인 긴장을 가지는 경우는 대체로 바로 누워서 잠들기가 어렵다. 잠들기 위해서는 신체가 이완되어야 하는데 틀어짐이나 비정상적인 긴장은 해당하는 고유수용성 감각기관에서 계속 정보를 생성하기 때문이다. 마치 청각 정보를 처리하느라 시끄러우면 잠들기 어려운 것과 같다. 불편한 신체로부터 생산되는 시끄러운 고유수용감각에 어려움을 겪는다. 불편한 정보를 생산하는 긴장을 찾아 스트레칭이나 이완을 유도해야 한다.

인간관계에서도 치유를 위해 휴식과 수면에 들 때가 있는데 이때 공통적으로 만나는 것이 침묵의 성질이다. 침묵과의 만남에서 주의해야 할 것이 있다. 아직 미처 처리하지 못한 감정이나 정보를 끌고 가는 정신적인 상태로 침묵을 만나게 되면, 마치 매끄러운 관절면 위를 움직이는 것처럼 직전에 가해지는 감정이나 정신상태의 관성이 이어진다는 것이다.

수면과 관련하여 아래의 연구에 따르면, 잠이 들기 전의 뇌 활동은 여전히 활발하며, 특히 수면에 들어가기 전의 '비렘수면' 단계에서는 뇌가 다양한 감정과 생각을 처리한다는 것이 밝혀졌다. 이로 인해 뇌 속은 침묵 상태로의 전환이 어려워질 수 있다(Nofzinger, E. A., et al. (2004). Functional neuroimaging of sleep. Sleep Medicine Reviews, 8(5), 417-423.).

잠이 들기 직전에 행하는 활발한 운동이 신체적으로든 정신적으로든 강력한 관성을 가져서 수면을 방해하는 것처럼, 잠시 휴식하는 관계의 수면에 앞서 직전의 감정과 정보가 관성을 가질 수 있음을 이해해야 한다. 매듭지어지지 않은 감정이나 완성되지 않은 정보는 상상력을 불러일으키며 상상력은 침묵의 관성을 윤활하고 침묵으로 직전의 메시지를 강화한다. 그렇기에 침묵은 강력한 거절이나 단호한 메시지를 효과적으로 보조하는 언어로 쓰이기도 한다.

생각의 관성이 이어지는 이유

① **Default Mode Network(DMN)의 활동:** 뇌의 디폴트 모드 네트워크(DMN)는 우리가 아무런 외부 활동을 하지 않을 때 활성화된다. DMN은 기억을 떠올리고, 미래를 상상하거나, 감정적 문제를 처리하는 데 관여하고 침묵 상태에서 DMN은 활발히 작동하여 생각의 관성을 이어 가게 만든다. 이 과정은 외부 자극이 차단될수록 더욱 강화된다.

② **감정의 지속성:** 감정은 신체적, 정신적 영향을 통해 일정한 관성을 가지는데 연구에 따르면 부정적인 감정은 생리적 반응(예: 심박수 증가, 코르티솔 분비)을 통해 쉽게 사라지지 않고 지속된다. 따라서 침묵 속에서도 감정의 잔재가 생각의 흐름에 영향을 미칠 수 있다.

수면을 방해하는 관성의 간섭

잠들기 직전에는 신체와 정신이 긴장 완화와 휴식을 준비하지만, 이 과정에서 관성의 간섭이 발생할 수 있다.

① **신체적 관성과 뇌파 변화:** 수면 전 뇌는 베타파(활동적 사고)에서 점차 알파파(이완 상태)와 세타파(수면 상태)로 전환된다. 그러나 스트레스를 받거나 미완성된 문제 해결 욕구가 강하면, 뇌는 베타파 활동을 멈추지 못하고 관성을 이어 간다. 그래서 잠이 들기 어렵게 만들거나 얕은 수면 상태를 유발하기도 한다.

② **과잉 활성화된 DMN:** 침묵 속에서도 DMN이 활발하게 작동하면, 뇌는 과거의 기억이나 해결되지 않은 문제를 반복적으로 재현한다. 이러한 내적 대화는 수면으로의 전환을 방해하며 정신적 관성을 유지하기도 한다. 결과적으로, 뇌는 침묵 속에서도 활동성을 유지하며 진정된 상태로 진입하지 못한다.

③ **신체적 관성과 심리적 연결:** 연구에 따르면 신체적 긴장이 남아 있으면 정신적 관성도 강화된다고 한다. 예를 들어, 근육 긴장이 유지되면 뇌는 이를 위험 신호로 해석하고 잠들기 위해 필요한 이완을 방해하기도 한다. 따라서 신체적 긴장과 정신적 관성은 상호 작용하여 수면을 어렵게 만든다.

신체의 틀어짐이나 긴장을 알아볼 수 있는 몇 가지 방법

① 전신이 비치는 거울을 보고 완전히 쪼그려 앉을 때 무릎이나 발목 혹은 고관절에서 눈에 띄는 비대칭이 관찰되는가?(앉고 걷고 일어서는 동안 어떤 관절이 잘못 움직이고 있는지 확인)

② 전신이 비치는 거울을 보고 한 발로 설 때 몸이 기울어지는 쪽이 있는가?(걷고 달리는 동안 어느 방향으로 비대칭을 만들어 내는지, 더 의존하고 부담이 지워지는 쪽이 어느 쪽인지 확인해서 발목, 무릎, 고관절 등 문제의 관절이 과노력으로 인한 문제인지 비가동으로 인한 문제인지 확인 가능하다.)

③ 잠잘 때 바로 누워 잘 수 있는가?(수면을 방해할 정도로 틀어지거나 긴장이 있는지 확인)

④ 딱딱한 바닥에 바로 누워 손등이 바닥에 닿을 때까지 만세 동작을 하면 허리나 등이 불편해지는가?(견갑대의 근긴장이 광배근을 통해 불편감을 만들어 내는지 확인)

⑤ 딱딱한 바닥에 바로 누워 있을 때 아프거나 불편한 부분이 있는가?(불균형한 부분이 있는가 확인)

⑥ 앉아 있을 때 다리를 꼬거나 한쪽 다리라도 의자 위로 접어 올리지 않으면 불편해서 앉아 있기 힘든가?(자세 유지근의 기능 저하 확인)

⑦ 마음먹고 바른 자세로 앉아 있을 때 주변에서 보기에 바로 앉아 있는 것으로 보이는가?(자세에 대한 고유수용감각 문제 확인)

⑧ 마음먹고 달릴 때 리드미컬한 팔다리 움직임이 관찰되는가?(일상생활 전반을 지원하는 종합적인 기능의 확인)

⑨ 턱의 불편함이나 눈에 띄는 안면 비대칭이 보이는가?(신체 불균형 여부 확인)

⑩ 눈에 띄는 발 모양의 비대칭이 보이거나 발의 통증이 느껴지는가?(신체 불균형 여부 확인)

09 코어 모델: 가족과 공동체

○ 수핵탈출증(디스크 질환)을 치료하는 원리

척추를 위협하는 압박과 비틀림 제어

나사못을 박거나 빼려면 회전을 동반해야 한다. 나사에 있는 홈이 나선형으로 못을 휘감아 힘의 흐름을 정해진 회전 방향으로 안내하기 때문이다. 나사못에 있는 나선형 홈은 가해진 힘이 나선형 홈을 따라 회전하며 전진하는 움직임으로 나타날 것이라는 걸 알 수 있다.

나사못의 홈처럼 움직임의 패턴을 강제하는 장치는 우리 몸에서도 관찰된다. 특히 우리가 경계해야 할 것은 태어날 때부터 가지고 있는 패턴보다는 필요에 의해 관절과 근육을 작동하다가 패턴이 흔적을 남겨서 동작을 안내하는 장치가 된 경우다.

자주 쓰는 근육은 짧아지고 단단해져서 움직임에 앞서 가장 먼저 수축하고 패턴을 주도한다.

예를 들어, 앉고 일어서는 동작에서 자주 쓰고 의존하는 쪽으로 골반과 체간이 기울거나 한쪽으로 치우치는 회전을 일으킨다. 이러한 치우친 패턴은 나사못의 홈처럼 흔적이 남아, 앉고 일어나는 동안 움직이는 체간과 고정된 발 사이에서 척추와 무릎관절을 쥐어짜듯 비틀게 된다.

하루에도 몇천 번 걷거나 앉고 일어서는 동작을 할 때마다 말이다.

같은 원리로 체간과 사지의 형태는 코어의 작동방식에 변화를 줘서 체간의 비대칭이나 형태의 교정이 코어 능력의 개선을 가져온다. 체간의 형태 복구로 얻을 수 있는 코어 능력의 개선은 척추질환으로부터 얻은 핸디캡을 극복할 수 있는 실마리가 된다.

[그림 45] 나사못

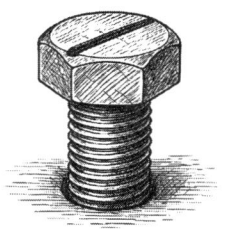

척추와 하지의 조화로운 가동성: 쓰지 않으면 다치지 않을까?

환자들에게 허리를 숙이지 않으면 허리 통증과 척추질환으로부터 허리를 지킬 수 있다는 이야기를 들은 적이 있었다. 쪼그려 앉는 동작을 대신 활용하여 허리를 숙이는 동작을 하지 말라는 이야기였다.

처음 들었을 때는 황당했다. 신체가 혹시나 다칠 것을 우려하여 선제적으로 신체의 기능을 포기하라는 것인가? 지금까지 신체 기능 회복을 업으로 삼아 온 내게는 경력을 모조리 부정당하는 듯한 말이었다.

앞에서 언급했듯이 비가동으로 인한 문제는 해당 관절의 근력의 약화

뿐만 아니라 다른 관절들과 조화로운 협응 능력도 저하시켜서 기능을 서서히 질식시킨다.

허리를 숙이는 동작을 하지 않는다는 선택은 어쩌다가 허리를 숙이는 동작에서 발생할 수 있는 위험을 증가시킨다. 그리고 기능 저하가 고개를 숙이는 동작이나 앉고 일어서는 동작에서도 서서히 잠식되게 한다. 환자에게 전해 들은 이야기로는 전체 이야기의 맥락은 알 수 없으나 아마 다음과 같은 경우가 아닐까 한다.

**① 척추 수술을 전문으로 하시는 분이
수술 전후의 상태에 이르는 환자에게 하는 말이었을 것이다.**

**② 나이가 너무 많거나 손상이 심해 회복의 가능성이 낮고,
치료보다는 중재에 이르는 접근에서 하는 말이었을 것이다.**

척추는 여러 분절이 연결된 다관절이다. 그리고 골반을 거쳐서 고관절로 이어진다. 허리를 숙여 보면 척추의 여러 관절 중 어느 부분이 가장 많이 움직여지는지 골반과 고관절이 얼마나 많은 지분을 차지하는지 알 수 있다.

**[그림 46] 허리를 숙이는 동작에서
척추와 고관절은 낚싯대와 손잡이처럼 보인다.**

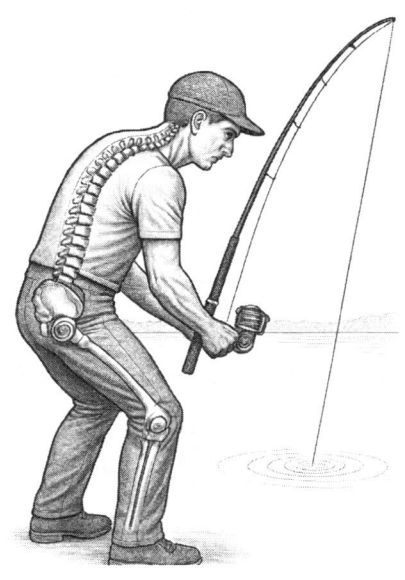

대체로 많이(헐겁게) 움직이는 관절은 넓은 간격에 변형에 취약하고, 적게(꽉맞물린) 움직이는 관절은 좁은 간격에 신진대사가 취약하다. 변형이나 신진대사의 저하는 각각 다른 이유로 모두 압력과 외력에 의한 손상에 취약해진다. 너무 잘 휘는 낚싯대와 너무 휘지 않는 낚싯대처럼 말이다.

더해서 전체적인 움직임이 조화롭게 기능하도록 각 관절이 움직임을 나눠서 수행해야 건강한 척추를 유지할 수 있다. 척추와 골반 고관절의 가동 범위를 조화로운 움직임을 수행할 수 있도록 회복하면, 압력이 집중되거나 회복이 더딘 부분을 치료할 수 있다. 각 분절의 조화로운 움직임을 성공적으로 유도하면 즉각적으로 통증이 줄어드는 것을 볼 수 있다.

[그림 47] 특정한 분절의 저가동성은 인접한 분절의 과가동으로 보상해야 한다.

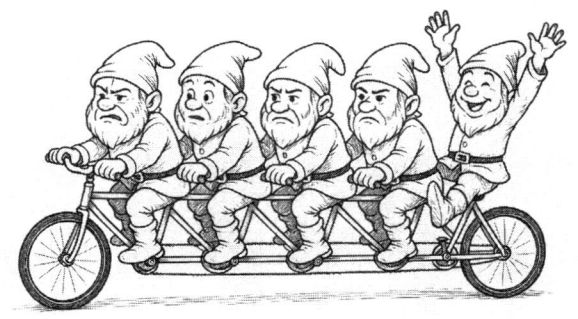

[그림 48] 허리를 숙였을 때 보이는 특정한 분절의 과가동과 저가동

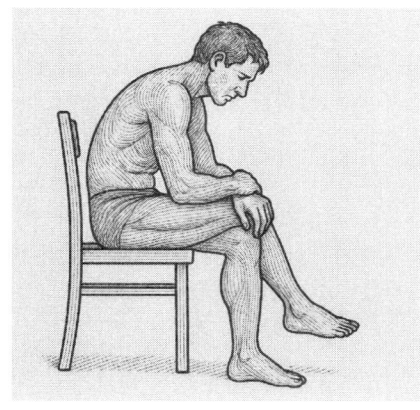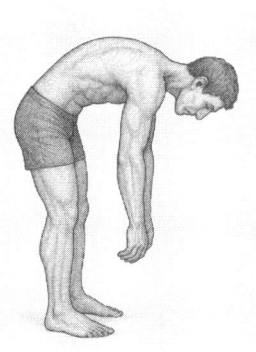

그림에서처럼 흉추의 과가동과 요추의 저가동을 보이는 경우가 있다.

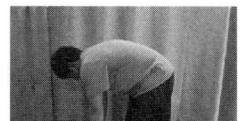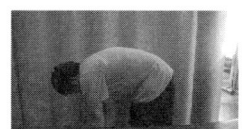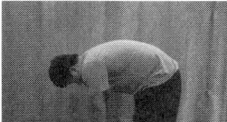

왼쪽에서부터 오른쪽으로 치료가 진행됨에 따라 척추의 일부에서 과하게 나타나는 움직임이 척추 전반에 걸쳐 분산되어 나타난다.

척추의 압력을 상쇄하는 횡격막 호흡

횡격막 호흡은 흔히들 복식호흡이라고 말하는 들숨에서 배가 내밀어지는 호흡이다. 횡격막의 수축은 흉강을 음압으로 만들어 공기를 빨아들이고 복강은 양압을 만들어 배가 튀어나오게 한다. 쉬워 보이지만 흉곽을 확장해도 흉강 내 음압이 발생해서 숨을 빨아들이므로 횡격막 호흡을 구분하거나 치료에 필요한 만큼 훈련하는 것이 어렵다.

[그림 49] 코어의 기본이 되는 횡격막 운동을 해 보자

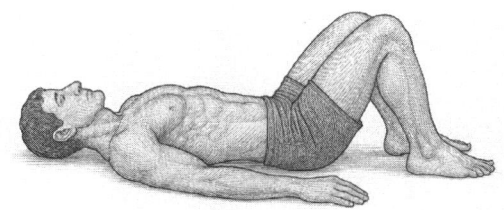

운동을 하기에 앞서 알고 있어야 할 횡격막 호흡의 특징은 크게 들이마셔도 상대적으로 숨소리가 작다는 것이다. 소리의 차이는 아마도, 흉곽은 확장하면서 음압을 발생시킬 때 음압이 발생하는 방향이 횡 방향이라 흡기에서 공기 흐름에서 난류가 발생하는 것으로 생각된다. 내쉬는 소리는 같다. 배가 홀쭉해질 때까지 숨을 완전히 내뱉고 난 다음 반작용으로 차오르는 복부와 들숨을 느껴 보면 횡격막의 수축을 감각하기 쉬워진다.

① 바로 누워서 배꼽 및 하복부에 2~6kg 무게를 올려놓고 10~20초간 배를 내미는 연습을 한다.

② 배를 내밀 때 숨을 들이마셔서 내미는 느낌보다는 배를 내밀어서 숨이 들어온다는 느낌으로 하며 숨을 참거나 어깨나 목 위로 힘이 들어가면 중단하고 처음부터 다시 한다.

③ 최대한 배를 내밀어서 숨을 들이마셨을 때 배나 호흡이 덜덜 떨려도 괜찮다. 적응되면 시간이나 무게를 늘려 간다.

④ 숨을 내쉴 때는 배를 집어넣는다는 느낌으로 복부와 옆구리를 코르셋을 입은 것처럼 수축시키면서 호흡을 끝까지 뱉어 준다.

⑤ 2~5번을 반복한다.

⑥ 배를 내밀었을 때 등이 아프거나 흉곽이 배를 따라 끌려 내려가는 느낌이 든다면 흉곽을 최대한 확장하는 흡기 보조근 훈련을 병행해야 한다.

횡격막 운동은 코어의 시작이다. 횡격막의 탄력이 떨어진 상태에서는 코어 운동을 수행할 수 있는 것처럼 보이더라도 척추가 과도한 압력에 노출되는 것을 막을 수 없다. 횡격막 호흡이 가능한 이후 다양한 코어 운동을 단계적으로 하면서 난이도를 높여 가는 것을 추천한다.

필라테스와 같은 높은 난도의 코어 운동을 하다가 다쳐서 내원하는 사례를 보면 일반적인 경우보다 훨씬 심각한 통증과 손상을 동반했었다.

[그림 50] 횡격막 호흡이 디스크 압력을 줄이는 원리

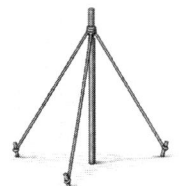

텐트를 설치해 보면 지지대가 되는 폴대를 안정화시키기 위해 사방에서 폴대를 내리누르는 스트링을 팽팽하게 만들어 압박하고 그 압력으로 폴대의 안정성을 만들어 낸다. 사람의 척추도 안정성이라는 것을 가지기 위해서는 체간의 사방에서 굴곡근, 신전근, 회전근 등이 척추를 압박하며 안정화를 수행한다. 우리 몸과 같은 긴장 복합체는 물리적으로 안정화를 위해 지지대의 압박이 필연적이다. 척추 사이사이에는 체간의 움직임을 유연하게 하고 충격을 흡수하는 추간판이 존재하는데, 문제는 이 추간판에 가해지는 압력이 누적되거나 변형으로 특정한 방향으로 압력이 증가되면 추간판 내에 수핵이 탈출하는 수핵탈출증, 즉 흔히 말하는 디스크가 손상되는 질환을 얻게 된다. 하지만 다행히도 안정화와 과도한 압력 사이의 딜레마를 해결할 수 있는 장치가 있다. 바로 횡격막 호흡이다.

횡경막은 주요 호흡 근육으로, 흉강(가슴 공간)과 복강(배 공간)을 나누는 돔 모양의 근육이다. 횡격막 호흡을 할 때, 횡격막이 아래로 내려가면서 복강이 팽창하고 흉강의 압력이 감소하게 된다. 이는 폐로 공기를 유입시키고 복부 내압을 높이는 데 기여한다.

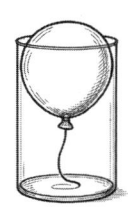

횡경막 호흡이 디스크 압력을 줄이는 원리는 흡기에 횡격막이 복강의 팽창을 만들어 내면서 척추를 견인하는 것이다. 그래서 복강을 팽창하게 만드는 횡경막의 수축 능력, 견인될 공간을 제공할 체간과 척추의 유연성 그리고 복강의 팽창 시에 마냥 횡으로 퍼지는 압력을 가두어 상방으로 견인하는 능력을 갖게 만들 코어 근육의 실린더 역할이 필요하다.

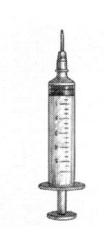

○ 척추에 오는 압력을 상쇄하고
사지의 움직임에 전제조건이 되는 코어

　건강하게 기능하는 체간은 상하지의 움직임으로부터 오는 흔들림이나 충격을 견디게 해 주며, 항상 흔들림이나 충격에 앞서 수축하는 선행적인 안정화를 보여 준다. 이 선행적인 수축은 원위 가동성을 위한 근위 안정성이라고 하며, 훈련되고 준비된 만큼 체간의 무의식적인 움직임으로 나타난다. 또한 무의식적인 근위 안정성은 사지의 의식적인 움직임에 성장 가능성을 열어 준다. 팔을 들어 올리기 0.03초 전에 복부 근육이 수축한다는 실험 결과가 있다. 체간은 상부 체간과 하부 체간 등 나누어 기능하기도 하지만 전체가 하나로 유기적인 코어를 형성하며 사지의 기능과 안정성에 지대한 영향을 미친다.

　체간을 관계로 비유하면 가족이다. 가족은 사회적 관계에 있어서 가장 중심에서 마주치게 된다. 체간에서 확장된 사지의 관절은 가족 이후에 접하는 관계인 학교나 직장 같은 사회적 관계로 볼 수 있다. 사지의 관절은 좀 더 운동성에 집중되어 있고 확장성이 있으며, 기능이 눈에 보이는 뚜렷한 성과를 가져온다. 또한 활발한 사지의 움직임이 체간의 안정성을 이끌어 낸다. 사지의 저항이 체간의 안정성 성능에 높은 요구도를 가짐으로써 체간을 발달시키는 효과를 불러일으키는 것처럼 말이다.

　미숙한 인간이 사회에서의 저항에 적응하거나 이겨 내기 위해서 사회적인 관계에 몸부림치는 것 또한 가족 안에서 유전자로 연결된 과거의 경험과 응원을 이끌어 내고 가족관계의 기능을 강화한다. 또한 가족 안에서 서로를 감각하고 인지하려고 하는 시도 또한, 복식호흡을 인지해서 체간의 기능을 향상시키는 것처럼 가족관계의 기능을 강화한다.

어느 날 아내가 딸에게 곤란한 질문을 들었다고 했다. 아이가 할아버지나 외할아버지를 만나는 시간에 대해 필요성을 못 느낀다고 한 것이었다. 초등학교 5학년인 아이는 친구들에게 지는 것을 싫어하고 칭찬 듣는 것을 좋아했는데 그래서인지 그 시절의 나와는 다르게 적극적으로 학원을 다니고 공부를 했다.

아이의 기특한 목표와는 별개로 좋아하는 티브이만 보면 정신을 놓고 빠져드는 바람에 숙제나 공부가 엉망이 되어 우리 가족은 회의를 통해 주말에만 아이에게 티브이를 보여 주기로 했다.

문제는 주말에만 좋아하는 티브이를 볼 수 있는 자유를 친가와 외가 부모님들을 만나면 빼앗긴다고 생각한다는 것이다. 아차 싶었다. 시간이 없다는 핑계로 주말에 여유가 생기거나 해도 우리 부부 모두 서로 친가와 처가에 가는 것을 미뤘었는데, 그 마음을 아이에게 들킨 것 같아 가슴이 철렁했다. 자칫 가족이 만나야 하는 이유를 납득시키지 못하고 가족을 만나는 시간에 대해 거부감이 자랄까 싶어 두려웠다. 아내와 나는 아이를 어떤 방식으로 설득해야 할까 의논하다가 진정성 있는 설득이 되지 않을 것 같아 솔직하게 털어놓고 도움을 청하는 길을 택했다.

"딸, 엄마 아빠랑 같이 있는 것은 좋아?"

"응, 좋아."

"아빠도 엄마도 엄마 아빠랑 같이 있는 게 좋은데? 친할아버지 댁이나 외할아버지 댁에 가는 거, 왜 가야 하냐고 엄마한테 물어봤다며?"

"응, 우리 집은 주말이 너무 바빠. 나도 티브이 보고 싶단 말이야."

"음, 네가 엄마 아빠의 애정을 먹고 마음이 건강을 유지하는 것처럼 가족이 만나는 것은 일종의 필수영양소 섭취 같은 거야. 그 시간에 네가 같이 있으면 엄마와 할머니가 서로의 입장을 이해하기 더 좋아져. 딸이 좋아하는 맛있는 반찬이 있고 영양을 위해 꼭 섭취해야 하는 반찬도 있지? 꼭 섭취해야 할 영양소를 먹지 않으면 병에 걸리는 것처럼 가족관계도 서로 애정을 나누는 시간을 갖지 않으면 병에 걸린단다. 처음에는 약을 먹는 것처럼 간단한 노력으로 치료가 가능하지만, 시간이 흐르면 딸이 주사 맞고 입원했던 것처럼 병이 들고 엄청난 노력이나 희생이 필요하게 된단다. 그런데 아직 엄마 아빠가 능력이 부족해서 할아버지 할머니와 함께하는 시간을 가져야 되는 것만 알고 그 시간을 맛있게 요리하지는 못해서 그래. 미안하지만 도와줄 수 있어?"

아이는 여기까지 듣더니 왜인지 갑자기 울며 나에게 안겨 왔다. 그 뒤로 아이는 한 번씩 외가와 친가를 가야 하는 것을 이해해 주었다. 아이에게 안겨 있는 느낌도 들고 고맙고 미안한 마음도 들었다. 딱히 좋아하지는 않지만 그래도 적당한 간격을 내어주며 가족이라는 울타리 안에 있어야 하는 것을 받아들였다.

아이를 이해시키기 위해 내 무능하고 미성숙한 면을 인정할 수밖에 없었고, 아빠로서 발가벗겨진 듯한 미숙함에 참담했다. 불쑥 수염이 벗겨져 버린 산타가 된 기분이었다. 처음 직장에서 흉내 내고 연기했던 상상 속의 그럴듯한 어른의 모습에 이어서 아이에게만큼은 꿈꾸던 산타가 되고 싶었던 욕심마저 부서졌지만, 아이는 산타가 아니라도 아빠를 좋아했다.

그리고 이상하게도 아이에게 투영되는 어린 내 모습과 아이를 안으며

받은 위로에 그동안 성장하지 못한 자격지심이 나이를 먹기 시작했다. 선대의 도전이나 경험이 사회에 적응하기 위한 훌륭한 전략적 모델이 되지 않는다 하더라도 다양한 선택지 중에서 유전적으로 가장 유사한 개체로 시뮬레이션하는 인생 2회차 효과가 있다. 가족 안에서의 이어진 경험과 응원이 후대에 와서 더 나은 선택지를 만들어 내고 사회 속에서 더 나은 결과를 만들어 내면 유전자를 통해 이어진 과거의 경험을 비로소 의미 있게 하여 스스로를 뿌듯하게 하거나 행복하게 한다.

사회나 관계 안에서 겪는 모든 저항이 당신의 가족으로 흘러들어 와 부모와 자식으로 순환하는 경험의 되먹임을 거친다. 순환은 유체가 갖는 특성이며 경험이 순환하며 가족의 울타리를 강화하는 것은 마치 호흡으로 유체를 순환시키는 체간의 코어 모델과 같다. 흉강에서 기체가 외부와 순환하기 위해 횡격막을 수축하고 자극받은 복강에서 코어의 압력장치를 다루는 긴장이 발달하는 것처럼 말이다.

코어는 호흡이나 물고 빨기와 같은 태초에 부여받은 활동으로 발달을 시작한다. 이러한 생존 활동은 사지의 요구로부터 늘어나는 압력에 대응하여 척추를 견인하고 신체 전반에 안정을 공급하는 구심점이 되어 부하를 발달이나 성장으로 치환한다.

살아 있는 것의 내구성은 생존을 위한 활동이 생존의 이유를 되먹이면서 향상된다. 이 책에서는 운동으로 표현하고 있지만, 당신이 치열하게 추구하는 모든 의도적인 행위가 당신의 신체와 정신에 생존의 이유를 되먹이고 있을 것이다. 그리고 가족은 당신이 사회의 압력에 짓눌리는 것을 막아 줄 유일한 장치이며 사회에서 겪는 모든 실패를 좌절로 향하게 놔두지 않는다. 함께하는 것만으로 위로가 되는 가족은 당신의 실패한 이야기를 그저 외롭고 늙은 부모를 위해 떠드는 이야깃거리와, 어린 자녀를 위해 대신 겪은 작은 영웅담으로 만들어 버린다.

사회적 기대치에 유사한 문화적, 유전적 개체가 모여서 경험을 순환하고 강한 유대감을 형성해서 저항하는 것은 생존을 위해 필수적인 전략이며 더 나은 삶을 위한 전략이다.

코어 운동을 통해 운동 수행 능력이 향상된 사례

① **대학 축구 선수 대상 8주간 코어 서킷 트레이닝 연구:** 2022년에 발표된 연구에서는 성인 남성 축구 선수들을 대상으로 8주간 코어 중심의 서킷 트레이닝을 실시한 결과, 하체 및 상체 근력, 코어 지구력, 균형 능력이 유의미하게 향상됐다. 이는 코어 운동이 종합적인 운동능력 향상에 효과적임을 시사했다. (출처: MDPI 논문)

② **대학 육상 선수 대상 8주간 코어 트레이닝 연구:** 2019년 연구에서는 대학 육상 선수들을 대상으로 8주간의 코어 트레이닝을 실시한 결과, 정적 균형, 코어 지구력, 러닝 경제성이 향상됐다. 이는 코어 운동이 달리기와 같은 유산소 운동 수행 능력에도 긍정적인 영향을 미쳤다. (출처: PubMed Central (PMC))

③ **노인 여성 대상 코어 안정화 트레이닝 연구:** 노인 여성을 대상으로 한 연구에서는 코어 안정화 트레이닝이 하지 근력, 전신 지구력, 민첩성 및 동적 평형성을 유의미하게 향상시켰다. 이는 코어 운동이 노년층의 낙상 예방과 일상생활 능력 향상에 기여할 수 있음을 시사했다. (출처: DBpia 논문)

> ④ **불안정한 지지면에서의 코어 운동 연구:** 2019년 발표된 또 다른 연구에서는 불안정한 지지면에서의 코어 운동이 근지구력, 유연성, 심폐 지구력 향상에 효과적이라는 결과를 도출했다. 이는 다양한 환경에서의 코어 운동이 신체 능력 향상에 도움이 됐음을 보여 줬다. (출처: KCI 논문)

○ 관계를 운동시키는 삶의 방식

운동은 관절과 관계의 퇴화와 줄어드는 수명으로부터 맞서는 줄다리기의 맞은편에 있다. 멈췄다가 다시 시작하는 것은 꾸준히 하는 것에 비해 더 높은 문턱을 극복해야 하는 어려움이 있다. 줄다리기에서 흐름을 빼앗긴 팀이 흐름을 되돌리기 위해 더 큰 저항을 이겨 내야 하는 것처럼 멈췄다가 다시 시작하는 것은 더 많은 힘이 든다. 또한 종류가 다른 어려움을 이겨 내야 하기도 한다. 명품을 만드는 사람과 수리하는 사람에게 요구되는 능력이 다른 것처럼, 멈춤으로 인해 정상적인 기능의 범주를 벗어난 퇴행은 운동의 영역에서 치료의 영역으로 넘어와야 복구되기도 한다.

살아 있기 위해 관절을 움직이고 건강한 관계를 만들어 나가는 것이 필요하다. 느슨해도 괜찮고 천천히 이루어져도 괜찮다. 부하와 스트레스가 심할 때는 쉬는 것도 괜찮다. 얼마만큼 쉬어야 하는가, 얼마만큼 운동해야 하는가는 정상적인 고유수용감각과 프로그램을 가진 사람이라면 저절로 찾아 갈 수 있다. 조금 과하거나 조금 싱거워도 요리는 취향의 차이일 뿐 웬만해서는 영양을 섭취하게 하지 독이 되지는 않는다.

그래도 어려운가? 그렇다면 정상적인 감각이 작동하고 있지 않는 것이니 늦지 않게 전문가의 도움을 받도록 하자. 간접적인 정보를 통해 얻는 도움도 괜찮지만 치명적인 문제라면 가급적 전문가와 마주 보고 대화하여 판단하는 것이 좋다.

우리는 건강이나 치료를 위해 운동을 선택하기 앞서 운동량의 적절성을 따지기 위해 운동과 노동의 차이에 대해서 질문할 때가 있다. 일 때문에 많이 걷는데 왜 다리 운동을 해야 하는가 하는 질문 말이다.

> "20km를 달릴 때마다 100만 원을 준다면
> 이것은 노동인가? 운동인가?"
> "하루 종일 누워 있는 대신 일주일에 100만 원을 준다면
> 이것은 휴식인가? 노동인가?"

당신은 노동과 운동 그리고 휴식을 어렵지 않게 구분할 수 있지만, 당신의 선택은 그저 당신에게 해당될 뿐 질문하는 사람에게 만족스러운 답을 줄 수는 없다.

일반적으로 운동은 오로지 신체 기능의 향상을 위한 기술적인 접근이라는 점에서 그 효과가 노동과 차이를 보인다. 하지만 기술적인 완성도가 떨어지는 운동은 노동 못지않게 신체의 내구성을 위협하고 자세가 좋은 노동은 운동 못지않게 신체 기능을 발달시킨다는 점에서 결과는 그 구분을 넘나든다. 질문자의 상태와 취약한 기능에 대한 이해를 바탕

으로 움직임에 기술적인 완성도를 높이는 제안만이 질문자의 궁금증에 적절한 답이 될 것이다.

신체에 대한 이해가 없이는 운동을 하더라도 다치는 결과를 만들기도 하고, 신체에 대한 이해가 있다면 노동을 하더라도 지속 가능한 기능의 발달이라는 결과를 만들기도 한다. 이 책 한 권으로 당신의 삶을 전부 보호할 수는 없겠지만 신체와 관절에 대한 이해를 높이는 것으로 운동의 기술적 완성도를 높이고, 삶의 내구성이 젊음과 함께 새어 나가는 것을 한층 걸러 내는 거름망은 만들 수 있을 것이다. 신체의 사실적인 작용을 이해하고, 사실과 거짓이 섞인 신체의 정보에 대하여 타당한 의문을 가지며, 적합한 도움을 의뢰할 수 있는 능력으로 말이다.

부디 치료사로서 나의 경험이 당신에게 도움이 되었기를 바라며 동시에 아빠로 살아가며 얻은 경험이 힘든 날의 당신에게 가족을 찾는 이유가 되기를 바란다. 극히 이기적이고 냉소적인 관점에서조차 가족의 필요가 설득되었기를 바란다.

가족은 우리에게 안전한 지지대를 제공하며, 힘든 시기를 극복하는 데 큰 힘이 된다. 그러므로 관계도 지속적으로 운동시키고, 개선해 나가는 접근을 제안한다. 가족관계는 부모와 부부, 자녀의 관계가 순환하면서 마치 거대한 신경 전달망이 강화 또는 발달되는 것 같은 되먹임을 끊임없이 제공한다. 정신적 체간과 같은 가족관계가 건강하게 발달된 사람이라면 아마도 다른 관계에서 어떤 기대를 주고받을지 빠르고 바른 방향으로 알 수 있을 거라 확신한다.

뻗어 나가 사회적 관계에서도 건강하고 서로 강화된 관계들을 만들어 나가야 하는 이유 또한 정신적 정서적 되먹임이 순환하면서 관계의 확장을 발달시키는 법을 기를 수 있기 때문이다.

  가족을 만들고 가족의 기대치에 영향을 받는 삶을 살기를 추천한다. 가족 안에서 부여된 당신의 역할은, 당신이 예전과 같지 않고 한없이 사회로부터 멀어져서 우주에 홀로 떨어진 것 같을 때 그대로 흩어지는 것을 붙잡아 꿈에서 깨듯 현실로 돌아오게 만든다. 가장 건강하고 현명한 시간에 가족을 만들어 건강하고 현명하게 관계를 이어 나가기를 제안한다.

요약:
신체에 새겨진 인간의 작동 원리

신체와 인간의 기능

인간은 새로운 가능성과 실패의 경험을 모두 가지고 있다. 각기 다른 개인이 모여 부족을 이루고 서로 협력하며 시작했을 사회는 그 이후로도 상호 작용을 통해 경험을 통합하고 생존에 유리한 경험을 모방시키면서 발달했을 것이다.

사냥을 위한 직립보행과 도구의 사용 등 신체의 기능은 생존을 위해 강인하고 정교하게 진화했고, 협력과 공동체는 서로를 보호하며 생존을 위해 필연적인 육체적 고난을 나누어 짊어질 수 있게 했다. 그러나 기술의 발전으로 굶주림과 추위 그리고 천적의 위협으로부터 멀어진 지금의 사회는 생존을 위한 필연적 고난으로부터 자유를 제공하고 있다.

발달한 사회가 숨차게 달리고 탄력적인 투척을 하는 신체의 기능을 더 이상 필요로 하지 않는 덕분에 단련과 훈련으로부터 해방된 더 나은 삶이 가능해졌다. 시간이 지나 도구를 넘어선 기계의 발달은 더 나은 삶을 위한 산업화까지 도달하며 많은 인간의 협력보다 소수의 인간과 기계의 활용을 더 나은 결과로 이끌어 냈다. 그렇게 한 계단씩 올라가는 사회는 인간의 신체와 공동체로부터 기대치를 한 계단씩 내려놓고 있다.

더 나은 삶과 건강의 딜레마

그렇다면 기계가 스스로 일하고 기계와 기계가 더 많은 가치를 창출하는 시대에서는 인간은 어떤 쓸모로 살아갈 것인가? 과연 지금의 당신은 타인에게 어떤 가치를 가지는가?

사냥을 하기 위해 달리고, 천적으로부터 도망치기 위해 달리면서 존재를 보존해 왔던 인간이 이제는 달리지 않아도 될 자유를 가졌음에도 달려야 하는 것은 순전히 스스로를 위해서다. 까마득한 옛날에 설계된 인간의 신체는 달리기를 통해 생명력을 가득 품은 신진대사의 문을 열 수 있었다.

선택의 자유에서 방황하다가 스스로를 지키기 위해 신체와 뇌의 기능을 보존하고 원활하게 하며 심혈관계의 능력을 끌어올려서 살아남았다. 이제 타인과 상호 작용하며 인간관계를 유지해서 사회 안에 속하는 것은, 더 이상 어떤 쓸모를 위해서가 아니라 빛나는 삶을 위해서다.

이제는 자연도 당신을 위협하지 않고, 사회도 사냥과 채집을 위한 신체의 훈련을 요구하지 않는다. 우리는 때때로 너무 많은 선택지에서 방황하며 무엇이든 선택해도 된다고 생각한다. 하지만 과연 무한한 자유는 인간을 이롭고 이상적인 방향으로 이끄는가?

과연 인간은 죽음으로부터 멀어지고 생존에 가까워지는 선택을 하고 있는가? 세상에 도구가 나타나 발전하고 달려 나가는 사회의 신발이 되었듯이, 고도로 발달한 기계는 사회의 탈것이 되었다. 종착지가 어딘지는 모르지만, 사회는 인간을 기계에 태운 채로 빠르게 달려 나갈 것이다. 탈것에 의존하는 인간은 신진대사가 저하되어 지방과 노폐물을 축적한다. 탈것에만 의존한 사회도 인간 상호 작용의 결핍을 겪으며 인간의 잠재력을 방치하고 부적합한 개인을 뱃살처럼 축적할 수밖에 없다.

어떤가? 인간과 인간의 협력과 상호 작용을 하는 것에 효율과 성과라는 이유가 필요한가? 우리가 달리고 땀 흘리는 것은 탈것을 이용하는 것보다 더 빠르고 더 편의적이기 때문인가?

고단한 삶과 나태한 삶의 딜레마에서 관절 모델은 그저 수축과 이완을 반복하라고 한다. 원래 고난과 나태를 오가는 것이 삶의 신진대사라고 말이다. 닮고 싶은 사람들을 관찰해 보면 고난과 나태가 극단으로 멀어지는 것을 막아 줄 인대와 같은 규칙과 고난과 나태가 뒤섞이는 것을 막아 줄 연골과 같은 개념을 갖추고 그저 부지런히 고난과 나태를 오가는 것을 알 수 있었다.

그리하여 찾은 삶의 자세는 미래의 걸음걸이로 작용한다. 고난은 나태를 휘둘러 달콤한 휴식에 이르는 디딤 발로 만들고, 나태가 고난을 떠받쳐 원하는 미래로 올라서게 만든다.

당신에게 무언가 기대하는 사람들

고도로 발달한 기계와 인공지능이 우리를 태운 채로 가는 곳이 어떠한 사회가 될지 알 수 없지만 결국 어디로 착륙하더라도 도착지를 정복하기 위해서는 탈것으로부터 내려와야 한다.

우리가 도착한 미래에서 인간은 더 많은 자유를 얻게 될 것이다. 하지만 그렇게 주어지는 자유는 인간에게 더 나은 선택지를 제공하는 한편,

근육의 고단함을 제거하는 무중력과 같이 나의 쓸모를 비가동으로 유도하지 않을까 두렵다. 편의의 풍요 속에 오히려 외롭고 쇠약해지는 인간이 될까 두렵다.

당신이 고단한 삶을 살고 있다는 것을 알고 있다. 그래서 당신의 미래가 보상받기를 바란다. 그러나 신체의 활용을 고도로 대체하는 기계의 시대에서는 당신이 느끼는 고단함과는 별개로 신체는 당신을 나태하다고 말한다.

당신이 느끼는 고단함은 당신이 가진 기능에서 일부만을 혹사시킨 결과다. 고도로 발달한 사회가 더 빠르게 나아가기 위해 일부의 인간만을 더 쓸모 있게 활용하듯이 당신이라는 사람에게서도 일부의 기능만을 기대해서 나타나는 결과다. 아직도 당신이 건강하길 기대하고 당신이라는 존재와 오랫동안 상호 작용하길 기대하는 사람이 있다면 다르겠지만 말이다.

돌아보라. 당신의 삶이 고단한 것은 어떤 종류의 기대치를 소화하고 있기 때문인가? 언뜻 달콤하게 느껴지는 '달려야 하는 것과 소통해야 하는 것으로부터의 자유'에서 스스로를 생존시키고 가족을 지키며 사랑하는 사람들과 건강한 삶을 추구할 수 있었으면 한다. 지금 당장 필요를 느끼지 못하는 관계를 구걸하라는 것이 아니다. 최소한의 달리는 기능과 최소한의 관계 형성 능력을 보존하라는 것이다.

정답은 없고 그저 어떤 치료사의 이야기지만 현명한 당신은 내 이야기에서 정답의 한 조각을 찾을 수 있을 것이다. 신진대사를 위해 간격과 연결을 어떻게 활용하는지 이해할 수 있을 것이다. 그리고 그 과정에서 관절의 역학과 치료적 접근에 대한 사실적인 이해를 엿볼 수 있었을 것이다. 그래서 나와 당신이 지금보다 나이 든 어느 날에도 소외되지 않는 편안함을 기대할 수 있으면 한다.

그렇게 되었나? 묻고 싶다. 당신이 꿈꾸는 미래의 어느 오늘에는 여전히 당신은 두 발로 걷고 있는가?